從30歲開始養成的

簡易快樂養生法

何富樂醫師◆著

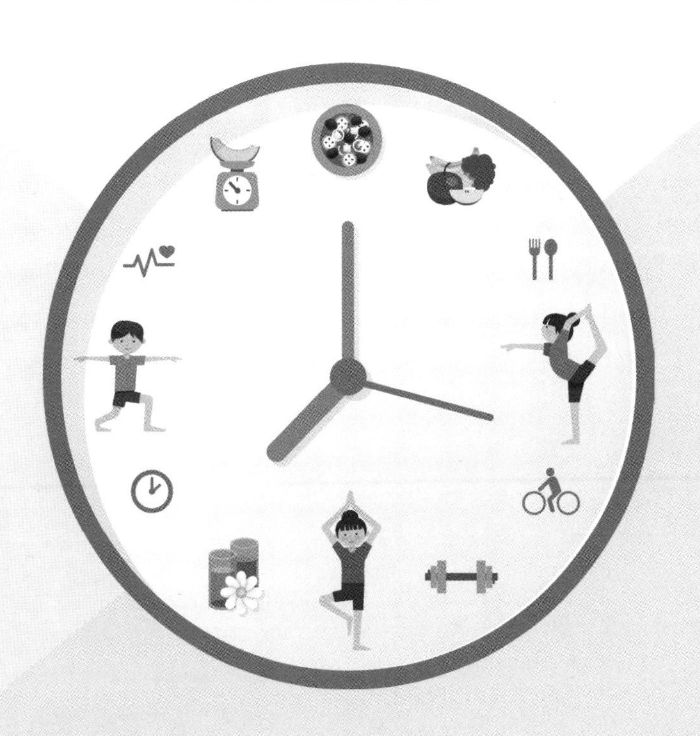

目錄

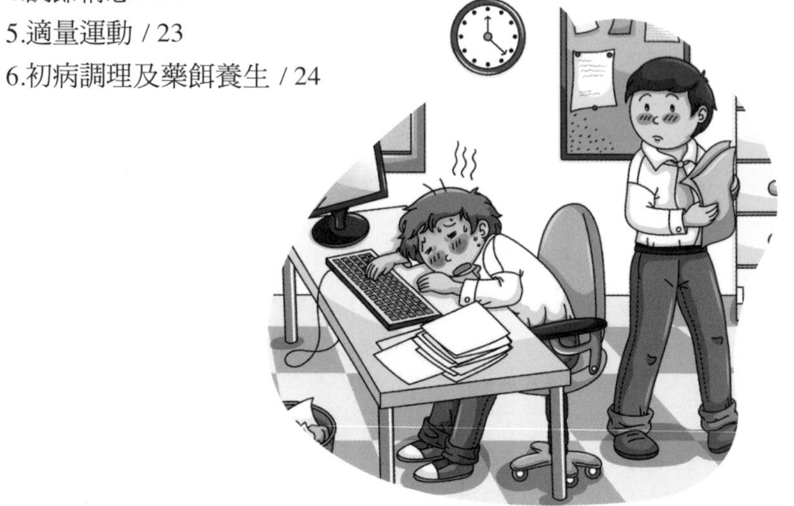

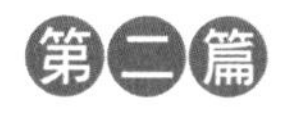

從早到晚說養生 / 25

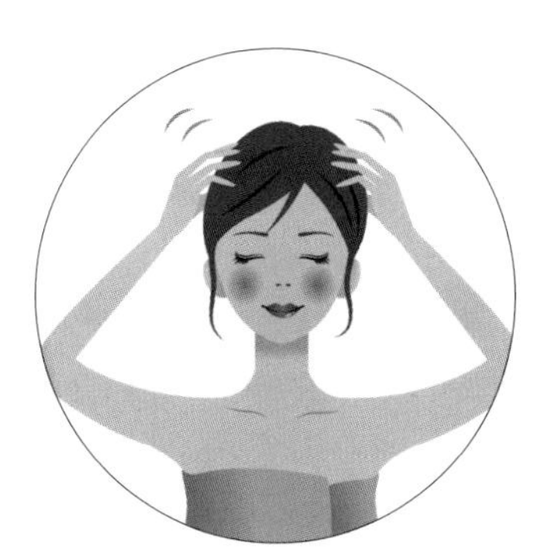

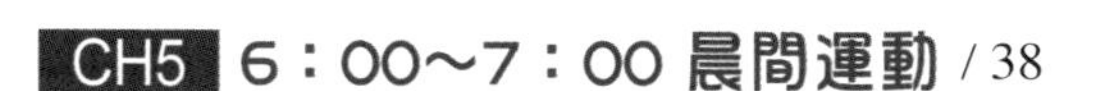

目錄

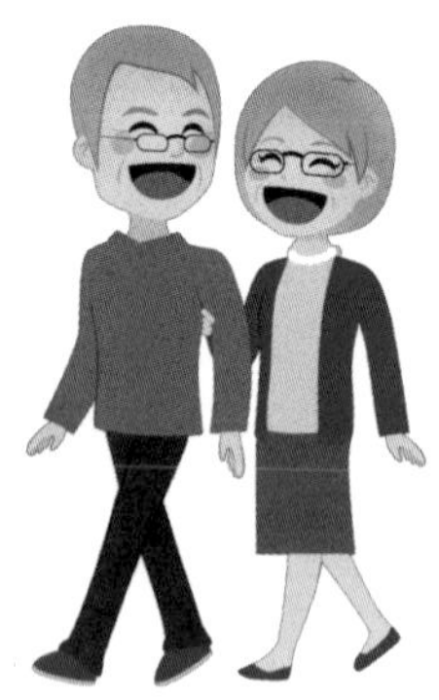

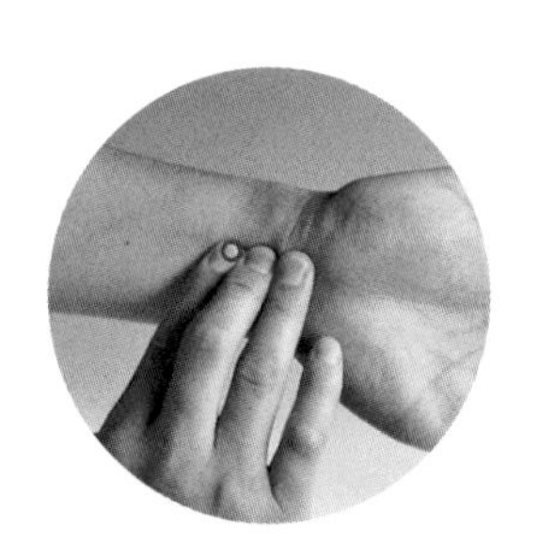

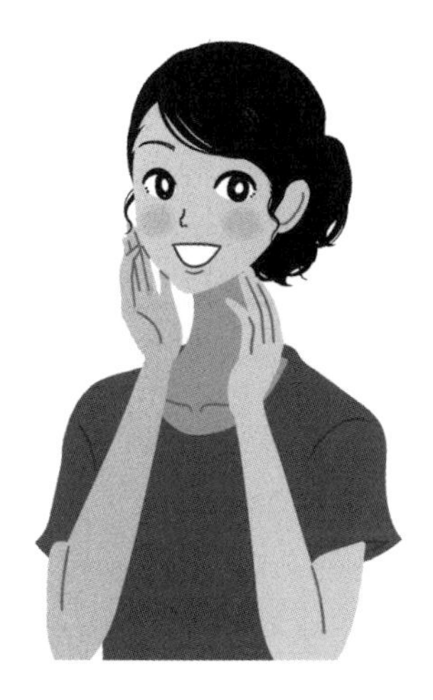

目錄

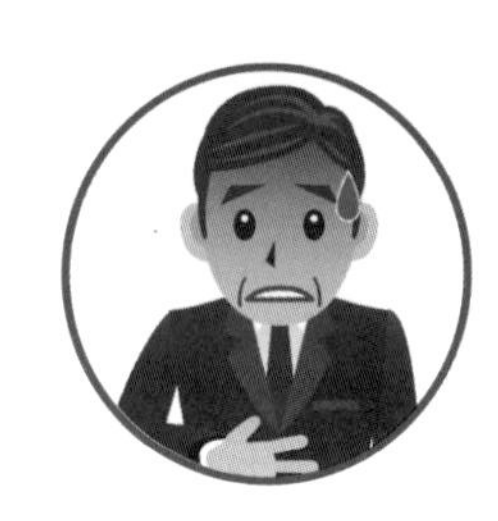

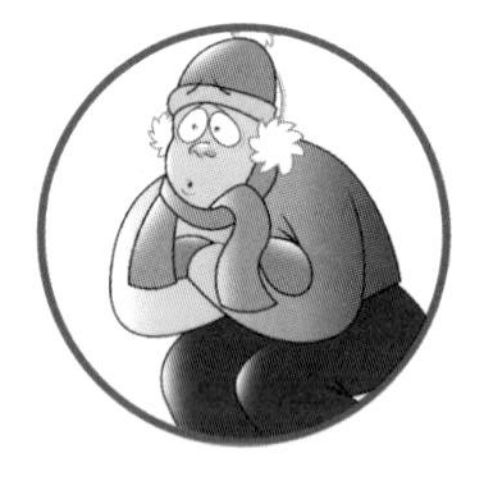

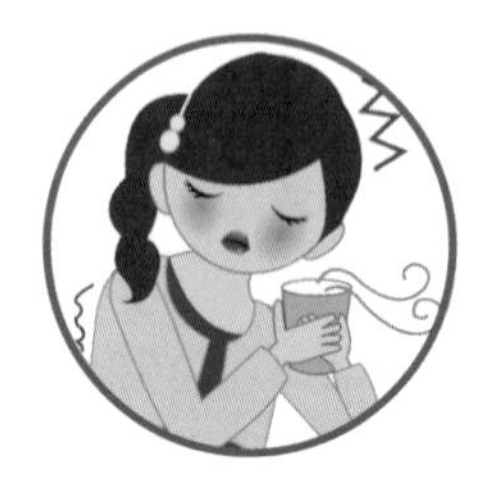

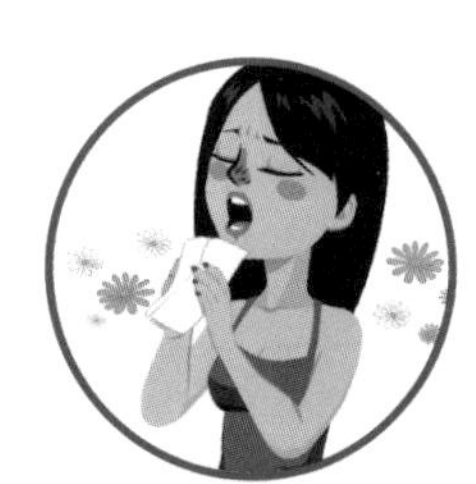

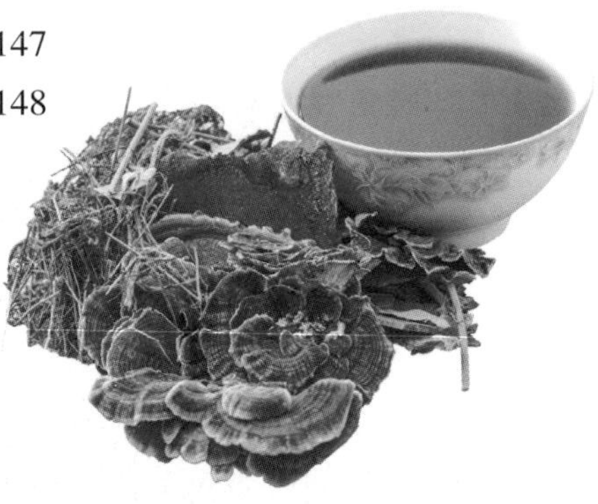

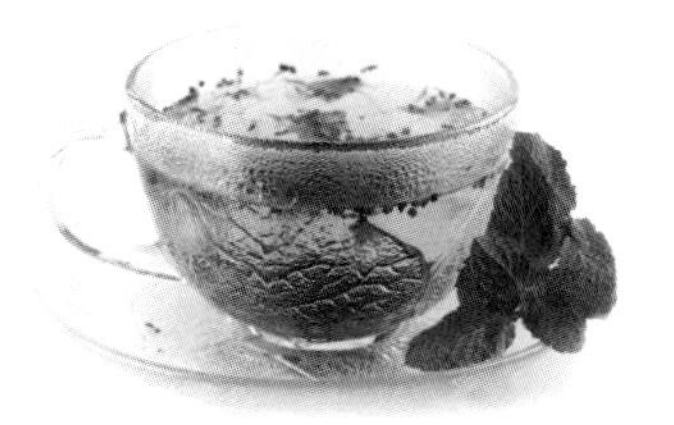

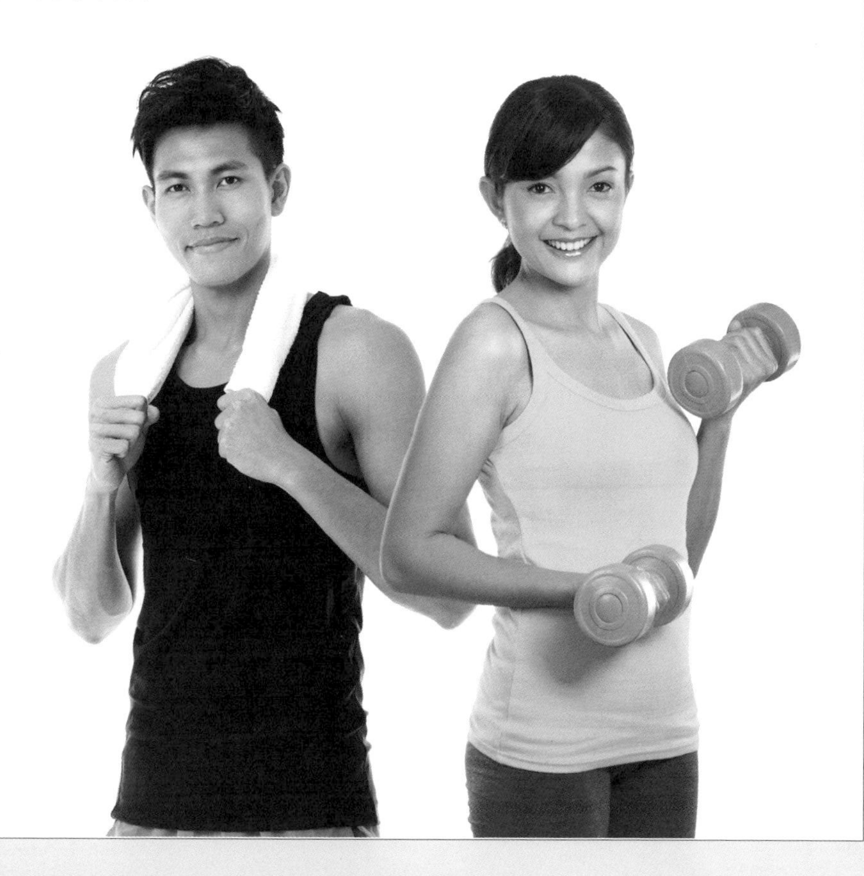

前言

到底有沒有一種養生方法是簡易、快樂而又有效的呢？

在各種健康講座中，聽眾問得最多的就是這個問題。本書將要全面、客觀地解答這個問題，這是健康養生的宗旨和精髓。

養生，這是大家都很熟悉的話題。但要講出具體的概念和內容，就沒有那麼簡單了。一般而言，除專業人士外，養生知識基本上是從傳媒中獲取的，由於知識在傳播和個體接受的過程中可能會由於各種原因產生一定的偏差，而非專業人員又很難有效去求證，因此有的時候，養生很容易被大眾曲解。

在現實社會環境中，有些居心不良的人在宣傳時往往借用「養生」、「中醫」等詞彙作為幌子，有的嘩眾取寵、有的旁門左道，時常出現一些「養生」怪論，民眾在各類宣傳的蠱惑下，失去應有的判斷力，或在病急亂投醫的情況下，聽任各種怪論擺佈。

從事中醫臨床和養生的專業人士在「怪論」紛起時，也曾有過反擊和回應，但基本上是被淹沒在「怪論」運作團隊強大的宣傳攻勢下；也就是說，專業人士的個體很難對抗「怪論」團隊精心策劃的團隊運作效果。

所幸，如今健康養生類傳媒的出版發行有了嚴格的準入制度。作為從事中醫臨床十餘年的醫生，我覺得向民眾宣傳正確的養生知識責無旁貸。我認為好的養生方法要做到三點：第一簡易、第二快樂、第三有效，三者缺一不可。

如何實現簡易？我選擇了按日常生活中一天時間的順序來講解各類養生手段，就是大家可按現在的時間翻閱本書，找到這個時間段適用的養生方法。

要快樂地養生！這是本書不厭其煩宣傳的理念。要讓養生手段實現快樂的目標，首先需要寧神定志，不要急功近利，心浮氣躁，同時觀察判斷事物要從好的一面著手，讓我們的心態趨向良性狀況。其次是養生方法要簡易有效，一學就會的養生方法不會增加心理負擔和浪費時間。我相信，大家在仔細閱讀本書後，一定會得到快樂的體驗。

有效是養生的生命。養生方法說得再天花亂墜，若沒有效果，則與「怪論」無異。正因為專業的使命感，讓我在選擇和創造養生方法時有如履薄冰和如臨深淵的感覺。有效，是我選擇養生方法的必備條件，實踐證明，只有簡易快樂的養生方法才能讓大家持之以恆，最後實現養生的有效性。

本書著重提出兩個觀念：

其一，要養生，先養心。因為沒有平和的心境就不可能實現養生的有效性。

其二，養生從30歲開始。因為維護比重建更簡易、更有成效，在身體處於最佳狀態的時候，注意養生，可以延緩衰老、減少疾病的發生，最終達到更健康、更快樂、更輕鬆生活的目的。

最後根據簡易、快樂和有效的原則，我用20個字總結快樂養生法的精髓：寧神定志、生活簡樸、起居有常、合理飲食、適當運動。

中醫養生博大精深，眾說紛紜，本人才疏學淺，雖六易其稿，不妥之處仍在所難免，望前輩和讀者指導斧正，不勝感激。

（本書涉及治療手段和中藥處方，因不能面診患者，無法全面瞭解病情，臨床錯綜複雜，其內容不能作為診斷及醫療的依據，更不能替代臨床醫生的現場診治，建議僅供參考。具體診療請往正規醫院由執業醫師進行！）

第一篇

要養生，先養心

CH1 養生就是快樂養心

很多人覺得養生是高深莫測的理論和實踐，是需要進行複雜修煉的行為，是一個痛苦的過程。

今天，在這裡我想告訴大家：不是這樣的！

1.養生究竟是什麼？

我們來看看「養生」這一詞彙的最初含義，「養生」最早見於《莊子 內篇》。「養」，即保養、調養、補養之意；而「生」，即生命、生存、生長之義。

《黃帝內經素問》第一篇「上古天真論」，一開始就點出了中醫的精華——強調養生之道，達到健康長壽的目的。

《黃帝內經素問》「上古天真論」開篇就有黃帝的提問：「余聞上古之人，春秋皆度百歲，而動作不衰；今時之人，年半百而動作皆衰者，時世異耶？人將失之耶？」

為什麼上古之人會長壽？古時候的人，都能活一百多歲而動作不衰；而現代人，活到50歲就衰老了。是世道變了呢？還是現代人不行了？

岐伯對曰：「上古之人，其知道者，法於陰陽，和於術數，食飲有節，起居有常，不妄作勞，故能形與神俱，而盡終其天年，度百歲乃去。」

為什麼現在的人會早衰？岐伯對曰：「今時之人不然也，以酒為漿，以妄為常，醉以入房，以欲竭其精，以耗散其真，不知持滿，不時禦神，務快其心，逆於生樂，起居無節，故半百而衰也。」

大道至簡，關鍵在於是否遵循養生之道。衰老是自然規律，而養生過程中使用正確的方法，會延緩衰老，達到健康長壽的目的。

中醫強調養生之道

在世界傳統醫學史上，延續上千年，至今仍能廣泛、有效發揮維護健康、防治疾病作用的，中醫是碩果僅存的。強調養生之道，是中醫至今不衰敗的原因。

養生之道，不僅讓無病的人遵循之後，能夠保障生存品質和自然壽命，而且讓得病的人遵循之後，能夠提高現實的生存品質和延長壽命。

我們再來看看《黃帝內經》中提出的三條中醫基本原理：

1.上工治未病，下工治已病：高明的醫生在未得病的時候就強調治理，技術很一般的醫生治療的是已經生病的人。治療疾病的技術再高明，也不如讓人不得病高明。治未病，實際上就是無病要養生的意思。

2.正氣存內，邪不可干：人的身體狀況很好，抗病能力很強，疾病就無法滋生、肆虐。人體的抗病能力從哪裡來呢？除卻通過個人努力無法改變的因素，主要來自於正確的養生方法。

3.有胃氣則生，無胃氣則死：得病之後，醫生必須首先判斷病人的胃氣有無。胃氣，是人體吸收外界有益物質為己所用的能力。無論治病還是養生，如果選擇損害胃氣的方法，就是錯誤的。有胃氣，才有生命，才有長壽。

上述三條，說的是同一件事——中醫養生。

在養生而言，有一種說法是：下士養身，中士養氣，上士養心。這裡的「心」，與中醫理論中五臟六腑的「心」密切相關，但並非完全等同，更不是西醫解剖學中的「心」。在中醫理論中，心主神明，「心為君主之官」，心寧則體健，猶如國有明君，要體健就必須養心。心神不安，性情急躁，身形受損，外邪來襲或內外合邪，為致病之總因。因此，養生中的「養心」，與五臟六腑中的「心」關係十分密切。

心為君主之官，可以主宰人身其他臟腑。心定則氣和，氣和則血順，血順則精充、氣足、神旺，精充、氣足、神旺者，五臟六腑安和，人體內部抵抗力強，正氣存內、邪不可干，因而不易患病；即使因外邪強大導致人體生病，善於養生之人也相對更易痊癒。故養生當以養心為主。

「養生」的目的讓人們順應自然，儘量延長生命時限，盡力提升生活品質。簡單通俗地說，就是更健康、快樂、輕鬆地生活。

要順應自然，就要做到順應外界大自然的自然規律（天人和），順應人與人之間的自然生活狀態（人際和），還要順應自己內在的稟賦特性和以心為主導的臟腑自然功能狀態（自我和），這三者都是不可或缺。

經過十餘年的快樂養生法研究，我總結了一下中醫養生的精髓，就是以下20個字：**寧神定志、生活簡樸、起居有常、合理飲食、適當運動**。

本書就此養生精髓進行了詳細的講解，按照本書介紹的方法，就可以做到養生。

2.養生是不是苦差事？

很多人會覺得養生這事恐怕會很辛苦、很複雜，其實不然。中醫的養生之道，是通過養生手段讓人體達到順應自然的境界，只要遵循養生之道，順勢而為，就可簡單輕鬆地達到養生的目的，並不一定需要複雜繁瑣的程序；而人體健康是人生快樂幸福的源泉，因此養生→健康→快樂，循環往復，人生就可以進入良性循環的軌道，活得越來越輕鬆。

但養生行為畢竟是一種主觀行為，終究是要落實到具體的操作中，要有一些付出的。本書著重說明怎樣能夠簡單、快樂、有效地養生。

3.什麼時候需要養生？

養生對我們的健康和生活有益，但並不是所有好的方法就一定都要去實踐，那畢竟是要付出精力和時間的。如何讓我們的付出收益最大化，就要考慮一下養生的時機問題了。

養生其實隨時隨地體現在人們日常的生活中，只是很多人沒有意識到罷了。良好的行為習慣、健康的思維方式，都是養生的內容。養心是養生的重要組成部分，通俗點講就是我們的處事心態，這就無時無刻不伴隨著我們的生活了，換個說法，有良好的處事心態，就解決了很大一部分的養生問題。

那麼，我們什麼時候需要養生呢？當你生病了，當你感到身體不舒服了，當你感到心裡不自在、不快樂了，就說明你的身體或心理出現問題了，這時候你就需要停下腳步，靜心地思考一下，如何調節自己的心態和行為，並積極地採取行動，讓自己的身心更順應自然，這就是養生。

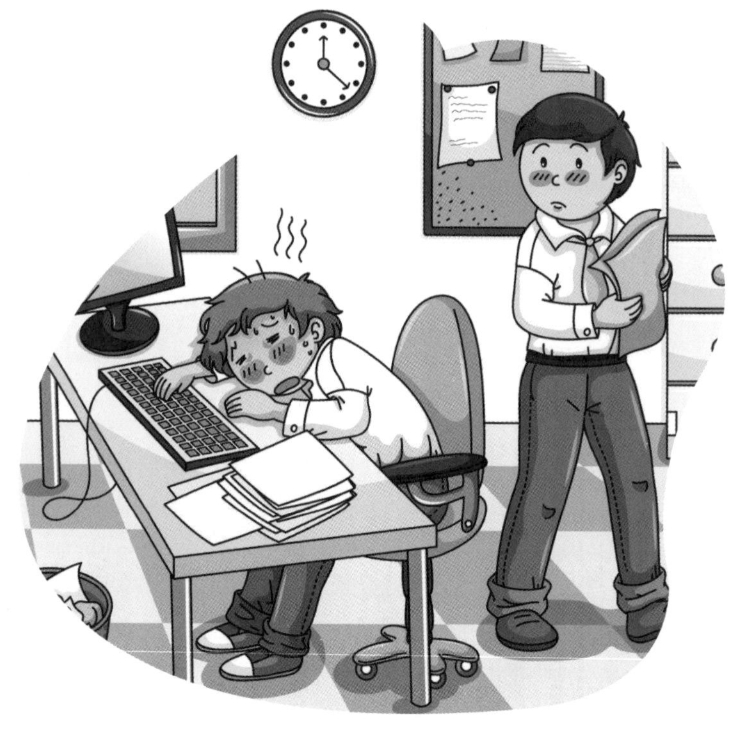

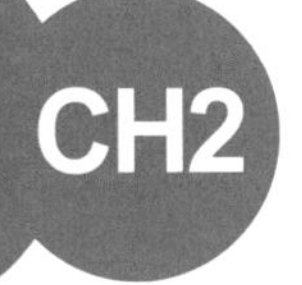

CH2 治未病理論是中醫養生體系的核心理論

前面說過，在世界傳統醫學史上，中醫是碩果僅存的，強調養生之道是中醫至今不衰敗的原因，中醫有一套悠久而完善的預防疾病的方法——中醫養生體系。

中醫養生之道不僅讓無病的人遵循使用之後，能夠保障生存品質和自然壽命，而且讓得病的人遵循使用之後，也能夠保障生存品質和自然壽命。

我們認為，治未病理論是中醫養生體系的核心理論。

1.治未病的由來

我們先來看看什麼是「未病」。

「未病」一詞見於《素問 四氣調神論》：「是故聖人不治已病治未病，不治已亂治未亂，此之謂也。夫病已成而後藥之，亂已成而後治之，譬猶渴而穿井，鬥而鑄錐，不亦晚乎！」

《素問 刺熱》說：「病雖未發，見赤色者刺之，名曰治未病。」《靈樞經 逆順》謂：「上工刺其未生者也；其次，刺其未盛者也……上工治未病，不治已病，此之謂也。」

這幾段文字都強調在疾病發作之先，把握時機，予以治療，從而達到「治未病」的目的。

《黃帝內經》中還有一些隱含治未病思想的篇章，如《靈樞經 賊風》提出的「故邪」概念，《素問 刺法論》所云「以法刺之，預可平屙」。

現在，治未病學說日益受到重視。

2.治未病的三個層面

「治未病」是中醫理論體系中重要的組成部分之一，它提出了一種較高的醫學境界。這一思想突出了根據疾病的體徵、症狀及其發展規律和發展趨勢，進行早期、有預見性的合理防範，防止疾病發生、發展和惡變，在中醫的醫療實踐中發揮著重要的指導作用。

藥王孫思邈在《備急千金要方》中指出：「為醫者當先洞曉病源，知其所犯，以食治之，食療不癒，然後命藥」，認為食療應該運用於藥療之前，可見其作用不容忽視。孫思邈科學地將疾病分為「未病」、「欲病」、「已病」三個層次。

我們認為「未病」有三層含義：

「無病」，即沒有疾病的健康狀態。

「病而未發」，即健康到疾病發生的中間階段。

「已病未傳」，即身體某一器官已有疾病，但沒有影響到其他器官。

根據上述三層含義，治未病包括三個層面：

一是「未病先防」，即健康的時候要注意保健。

二是「防微杜漸」，即疾病早期有輕微表現的時候要積極處理。

三是「既病防變」，即疾病已經產生，要積極治療，盡可能控制其發展。

中醫「治未病」思想主張通過精神調攝（心養）、飲食調養（食養）、運動（術養）等個人養生保健方法和手段來維繫人體陰陽平衡，提高機體防病抗病能力，以期達到「正氣存內，邪不可干」，從而維護「精神內守，病安從來」的健康狀態，這也正是養生的目的。

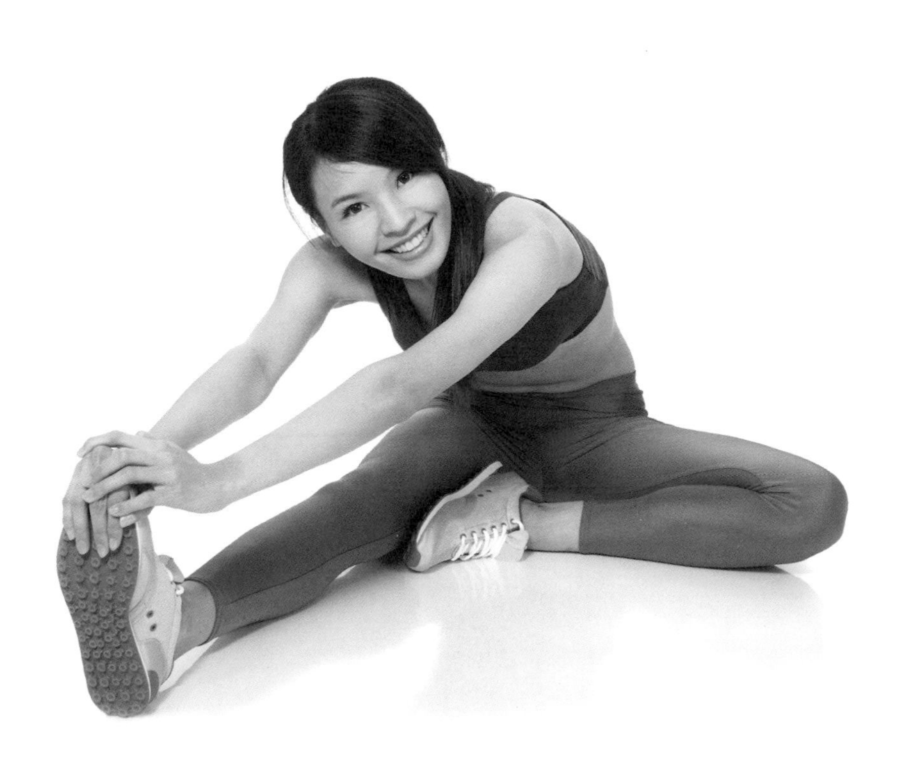

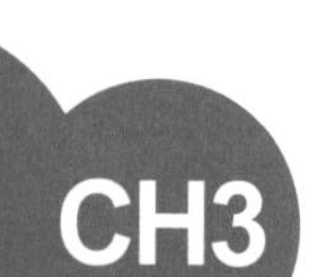

CH3 瞭解一下中醫養生的內容

既然本書講的是快樂養生法，那麼我們先來瞭解一下中醫養生的理論體系，從宏觀上瞭解一下中醫養生。

《黃帝內經》養生保健、預防疾病的思想，對人體健康長壽有重要影響，這一思想至今仍然有效地指導著人們的日常生活。

中醫學認為世界上的任何事物都不是孤立的，而是處於相互和諧的狀態，人的生老病死始終受到外界環境氣候的直接影響。中醫養生的主要內容，具體包括以下幾個部分。

1.順應天時

自然界有春、夏、秋、冬之分，氣候相應有溫、熱、涼、寒之變。中醫認為，人稟天地之氣生，四時之法成，講究天人相應，因此生活在其中的人，就應當根據氣候的不同變化，採取相應的養護和保健方法，才能使自身保持相對穩定的狀態，取得較好的養生效果。

人生活在自然之中，必須順應季節氣候的變化規律，調整自己的各種行為，從而達到順應自然的目的。

四時養生是中醫養生學的重要組成部分。

2.飲食調養

飲食養生的重要性顯而易見。中醫認為脾胃為後天之本、氣血生化之源，「飲食自倍，脾胃乃傷」，因為飲食不節制，暴飲暴食，會傷及脾胃，使脾胃功能衰弱，繼而會使人體的營養虧欠，臟腑功能減退，正氣虛衰，自然難以健康長壽。《黃帝內經》中有許多飲食宜忌的論述。

唐代孫思邈對飲食宜忌的論述更全面，他要求飲食不可過飽、溫度適中偏溫，對飲食方法、飲食衛生做了詳細的描寫，如要細嚼慢嚥、進食之時不可大聲講話、少食用不新鮮的食物等等，這對避免損傷脾胃及防止食物中毒、預防傳染病，乃至祛病延年，都有積極而重要的意義。

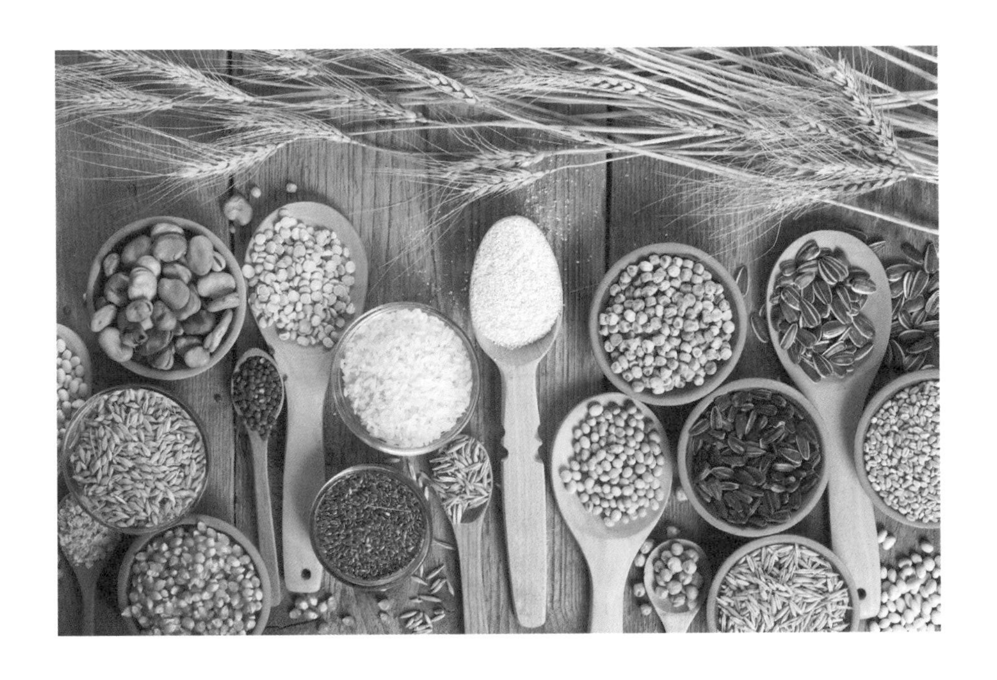

3.節制性欲

正常的性生活是成年人日常生活的重要組成部分，若縱欲過度，就會損傷腎精、腎氣。

中醫認為，腎為先天之本，人體的生長發育有賴於自身腎氣、腎精的充實，腎氣、腎精充盈則生生不息，人的生命活力和抗病能力就會強盛。如何保護腎氣、腎精不過度流失呢？非常重要的一件事就是必須節制性欲，以防太過，假如貪色好豔，縱欲無度，勢必會損精折壽，難以健康。

4.調節情志

《黃帝內經》有言：「恬淡虛無，真氣從之」。中醫養生實踐表明，情志舒暢平和是健康長壽一個極其重要的條件。

《養生延壽錄》中云：「養性之道，莫大憂愁大哀思，此所謂能中和，能中和者必久壽也。」養性是養生的重要組成部分，會養生的人一定要以平和的心態去應對坎坷的人生，無論在什麼狀態下，都要能擺脫大喜、大悲、大憂、大怒的不良危害。

究竟怎樣才能達到這樣的狀態呢？我們的主張是靜心。養生求靜，就是要使身心處於萬慮皆息、獨存一念的境地。

中醫養生文化強調動靜結合，「靜」的目的是使身心處於思慮平靜且身心和諧的狀態；更為重要的是，要求自己必須具有高尚的情操和寬闊的胸懷。

正如孫思邈所說：善養生者「勿汲汲於所欲」，「心無妄念」，「所至之處，勿得多求」，「旦起欲專言善事，不欲先計較錢財」。

5.適量運動

生命在於運動。《呂氏春秋》言：「流水不腐，戶樞不蠹」，關鍵在動。

人體是一個有機的活動體，生命也在人體正常的運動和新陳代謝中得以延續。合理適量的運動，包括傳統的體操、導引等，可以使人的精力充沛，身體健壯。東漢時代，華佗就宣導鍛煉強身以防病，並創立了「五禽戲」，以模擬五種動物（「曰虎、曰鹿、曰熊、曰猿、曰鳥」）的舒緩運動來促進身體的健康，他明確指出：「人體欲得勞動，動搖則穀氣得消，血脈流通，病不得生。」

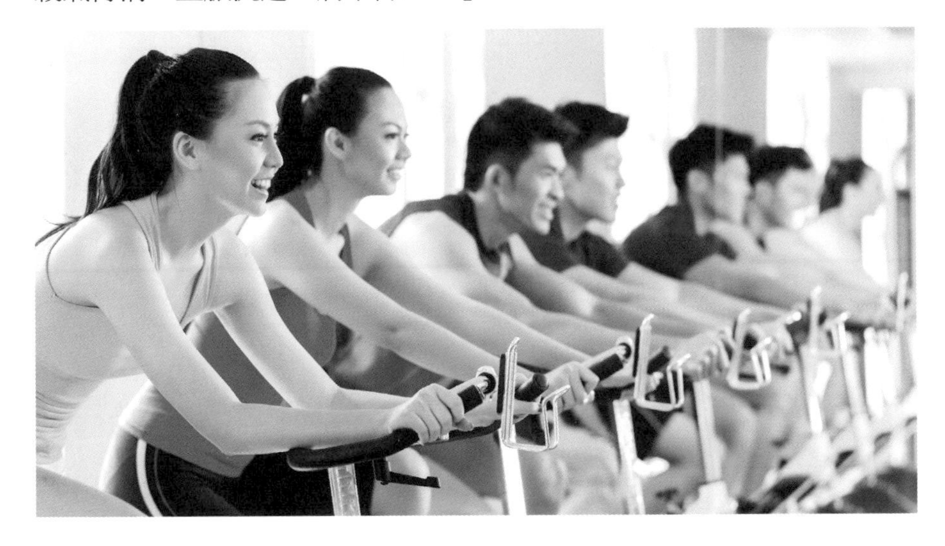

孫思邈在《備急千金要方》中也說：「養性之道，常欲小勞，但不可使之極耳」，提醒人們經常活動筋骨可以袪病延年。

人在進入老年期後，隨著一系列生理變化，體內的代謝功能下降，更應加強適度的運動，以利於保持健康，延年益壽，盡享天年。

6.初病調理及藥餌養生

人的一生，因為稟賦各異，體質不同，加之病魔無情，時時刻刻會使身體受到傷害。因此，應當在發病之初就及時就診、及時治療，服食藥餌以保養身體，這也是中醫養生學的重要內容之一。

古人重視服藥餌來防病治病、養生延年，並擬定了許多延年益壽的藥餌、藥方，特別是採用《神農本草經》中的上品藥物養生保健，卓有成效。

然而必須說明的是，養生不可單靠藥餌，否則，「雖常服藥餌而不知養性之術，亦難以長生也」。

第二篇

從早到晚說養生

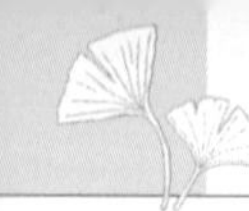

CH4 5：45～6：00 起床四部曲

叩天鐘

1.什麼是叩天鐘？

有一句民諺：「朝暮叩齒三百六，七老八十牙不落。」說的就是叩齒養生法。叩齒養生法就是上下牙有節奏、適度地反復相互叩擊，是一種自我保健方法，俗稱「叩天鐘」。

2.叩齒的具體做法

精神放鬆，口唇微閉；心神合一，默念叩擊；先叩臼牙，再叩門牙；輕重交替，節奏有致。終結時，再輔以「赤龍（舌頭）攪海，漱津勻吞」，會使效果更佳。而什麼是「赤龍攪海，漱津勻吞」呢？

具體的做法是舌抵上齶端坐時閉目冥心，舌尖輕抵上齶，調和氣息，舌端金津玉液頻生，當津液滿口後分三次嚥下，嚥時要汩汩有聲，意念直送下丹田。

我們來看看傳統中醫理論是怎麼看待這種養生方法的。

清代尤乘的《壽世青編》說：「齒為筋骨之餘，宜常叩擊，使筋骨活動，心神清爽……」

《素問 上古天真論》說：「腎氣盛，齒更髮長。」《素問 陰陽應象大論》說：「腎生骨髓……在體為骨」。《類經》說：「腎主骨，齒者骨之餘也。」也就是說，人體骨骼有賴於骨髓的營養，而骨髓為先天之本——腎精所化生。腎精衰少，則不能充養骨髓，代表「腎之標、骨之本」的齒就會生長遲緩，新陳代謝功能低下，牙齒或鬆動，或質蝕，或病變，或脫落。

現代醫學也認為，經常叩齒，不僅能促進局部血液循環，保持並增強咬肌和牙齒根基部的整體功能。最為可貴的是，經常叩齒還能十分有效地增強牙周黏膜組織纖維結構的堅韌性，提高牙齒抗齲能力和咀嚼功能，促進口腔、牙床、牙齦和整個牙齒的血液循環，增加唾液的分泌量，改善並及時充盈其中的組織營養，增強牙齒的抗病抗菌能力，從而使牙齒變得更加堅固，整齊潔白，豐潤光澤。

中醫認為，人的舌體與臟腑有著密切的關係。舌尖屬心，舌邊屬脾，舌根屬腎，舌兩旁屬肝膽，舌中心屬胃。經常運動舌體，有益於臟腑的健康。久行此法，五臟邪火不炎，氣血流暢，百脈調和，有益壽之功。

乾梳頭

每個人都會梳頭，但你可能不知道每天梳頭是一件極為重要的事。因為梳頭實際上就是在梳經絡。

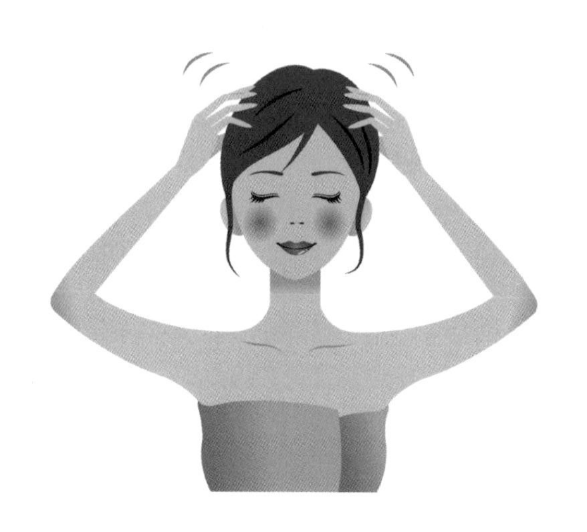

乾梳頭的具體做法是：兩手指尖接觸頭皮，由前向後梳理頭髮（要兼顧一下太陽穴，從後腦下時，順便輕撫一下兩側頸部的肌肉）。在梳理的過程中，頭部會感到舒適。然後，用雙手空心掌從雙側由前額部開始向後頸部輕輕拍打頭部。

操作時一定要用空心掌，而不用實心掌。感覺疼痛的部位可多拍幾下。注意掌握力度，不可過大。這樣可有效地疏通頭部經絡，起到消瘀、醒腦的作用。

1.梳頭養生的實例

北宋文學家蘇軾一度頭髮脫落嚴重，後來他接受一位名醫勸告，早晚堅持梳頭，不久即癒。

南宋大詩人陸游每日晨起堅持梳頭，在白髮上梳了再梳，終於梳出「胎髮茸茸」（黑髮），並寫下「覺來忽見天窗白，短髮瀟瀟起自梳」的詩句。

明代養生學家冷謙（有記載說他生命超過百歲），一生注重養生，所著《修齡要旨》一書，提出「十六宜」，第一就是「髮宜常梳」。

明代學者焦竑曾寫道：冬至子夜時，梳頭千二百次，以贊陽氣，經歲，五臟流通，為「神仙梳頭法」。

據說清代慈禧太后每日叫太監幫她梳頭，年過七旬，仍青絲滿頭。

2.乾梳頭到底有沒有理論依據？

大腦是人體的高級神經中樞。《靈樞經 海論》中講：「腦為髓之海，其輸上在於其蓋，下在風府。」《素問 脈要精微論》中也指出「頭者精明之府」，是氣血彙集之處，《靈樞經 大惑論》說：「五臟六腑之精氣皆上注於目」。同時，腦為奇恆之腑，與心、肝、腎、經絡系統關係緊密，即「牽一髮而動全身」。

現代研究認為，梳頭療法是以經絡全息學說和大腦功能定位學說為理論基礎，使用梳具刺激頭部穴區和臟腑相對應予頭部體表的全息區，將操作所產生的生物資訊，通過經絡和全息的感傳關係，使頭部毛孔開泄，邪氣外排；同時疏通經絡，宣通氣穴，振奮陽氣，補氧祛瘀，調理臟腑，提高機體抗病能力，加強器官組織細胞的新陳代謝。

我們在生活中常有這樣的感覺，每當疲勞煩悶時，若能洗頭或梳頭，就會感到頭腦清醒、全身輕鬆、精神振奮，原因就是在洗頭或梳頭的過程中，頭部的許多經穴受到梳具或手指的刺激從而經絡暢達。

如果大腦長期處在持續興奮的狀態，其自身的活動能力就會減弱，出現頭昏失眠、記憶力減退、思維遲鈍，久而久之，必將影響到身體各個器官使之發生變化，導致多種疾病，加快衰老進程，影響生命品質。

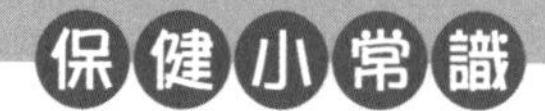

梳頭實際上是一種積極的按摩手法，有利於血脈暢通，增強腦細胞的營養供給，延緩大腦衰老。

3.梳頭有什麼具體的功效呢？

《黃帝內經》認為：頭為諸陽之會，手足三陽經皆彙聚於頭，人體的精明活動要靠人體先天和後天的精氣來維持。若有病變，則會出現「頭頸低垂，不能抬起，兩目凹陷無光」的精衰神亂之象。

現代中醫學研究認為：人體的十二經脈和四十多處穴位以及十多個特殊刺激區均彙聚於頭部。頭頂中央（即前髮際後5寸與後髮際前7寸處）有百會、四神聰、上星、頭維穴，項後枕骨一帶有風池、啞門、翳明、玉枕、翳風穴，兩鬢有太陽、率谷穴，額前還有印堂穴。

如以手指或梳子替代小銀針，對這些穴位和經脈進行「針灸性」的按摩或刺激，能夠疏通十二經脈，促進大小周天血液循環，使氣血流暢，調節大腦神經功能，增強腦細胞的新陳代謝，延緩腦細胞的衰老，增強記憶力，醒腦提神；還能夠消除勞累疲倦，緩解失眠煩躁、三叉神經痛、偏頭痛等病症，並有聰耳明目等效果，甚至能有意想不到的美容效果。

1.流通血脈：中醫認為，頭為一身之主宰，諸陽所會，百脈相通。

髮為血之餘、腎之華。人體十二經脈和奇經八脈都彙聚於頭部，有近五十個穴位。經常梳頭，對這些穴位能有按摩作用，可使頭部經絡氣血通暢，促進諸陽上升，百脈調順，陰陽和諧，具有疏通經絡、運行氣血、清心醒目、開竅寧神、平肝息風的功效。

2.明目祛風：在梳頭時，梳齒與頭髮的頻繁接觸摩擦，可產生電感應，對頭皮末梢神經和皮下毛細血管是一種良性刺激。通過大腦皮層，能使頭部神經得到舒展和鬆弛，有利於中樞神經的調節，加速血液循環，消除大腦疲勞，使人思維敏捷、記憶力增強，從而延緩大腦的衰老。實踐表明，堅持梳頭對預防感冒、高血壓、腦動脈硬化、腦中風等大有裨益。

3.祛除頭痛：關於疼痛的機制，中醫認為：「不通則痛，通則不痛。」而梳頭能通絡活血，使頭痛緩解。明代《攝生要錄》認為，髮是血之餘，一日一次梳頭，可疏通血脈、散風濕。這是因為頭皮受到梳摩的刺激後，皮膚產生生物電流，可直透皮膚到達骨膜，使血管痙攣得到解除，血流通暢，疼痛緩解。臨床實踐證明，梳髮對防治肌肉緊張性頭痛、神經性頭痛、偏頭痛、三叉神經痛、神經衰弱頭痛等效果良好。

4.稠密頭髮：頭髮早白、脫落，是困擾現代人的一大健康問題。針對這一問題，其實古人早有妙方。在《養生方》中說到，梳頭具有「髮不落而生」和「頭不白」的神奇效果。現代醫學研究表明，頭皮層下面有一個造髮系統，每一層組織都在不斷地吸取營養來支持頭髮的生長。梳頭時的溫和刺激，通過神經的反射作用，可促進頭部血液循環，加快細胞的新陳代謝，增加對頭皮及毛髮的血氧供應，使頭髮變得烏黑光潤。

但有人說梳頭多了容易損傷毛囊。其實用十個手指肚來梳，怎麼梳都損傷不了毛囊。也有人說，我不敢梳頭，因為頭髮本來就少，還掉得厲害！其實那些會掉的頭髮是在頭上面浮擱著的，只有把它們除掉，別讓它們也跟著一塊吸收、消耗營養，剩下的頭髮才是茁壯的。

關於乾梳頭，筆者主張「日梳五百不嫌多」，要求最好晨起後梳一回，中午休息後梳一回，晚上休息前再梳一回。每回以兩分鐘梳60～100次為宜。只要持之以恆地梳頭，就會感到頭清目明，食欲增加，精力充沛，睡眠良好，白髮變黑。

保健小常識

乾梳頭是一種保養人體精、氣、神最簡單經濟的增壽保健方法。

冷洗臉、溫刷牙

民間諺語說：「冷水洗臉，美容保健」，「溫水刷牙，牙齒喜歡」，「熱水洗腳，如吃補藥」。這些諺語都是有一定科學道理的，尤其在冬季，更不要忽視像洗臉、刷牙這樣的日常小事。

1.冷水洗臉可預防感冒

很多人都有這樣的體會，早晨起床或午休之後，用冷水浸過的毛巾濕潤臉部，頓時有一種腦清目明的感覺，精神也為之一振。在冷水洗臉的過程中，冷水的刺激既可改善面部的血液循環，又可改善皮膚組織的營養結構，增強皮膚的彈性，消除或減輕面部皺紋。

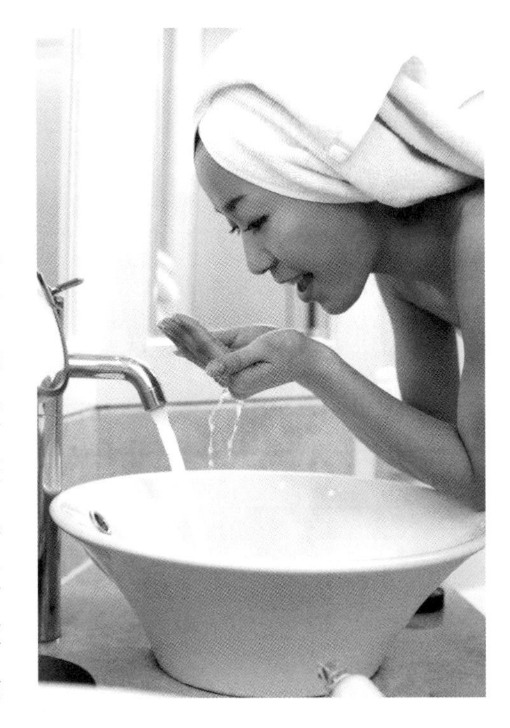

冷水洗臉不僅有利於美容，還有利於保健。冷水洗臉的保健作用在於：鍛煉人的耐寒能力，預防感冒、鼻炎，對神經衰弱引起的神經性頭痛患者也有益處。當然，洗臉用的冷水溫度也不能太低，以高於10℃為宜，這樣的溫度在寒冷的冬季會有一種溫熱感。也有人認為正確的洗臉方式應採用溫水和冷水交替的方法。

 2.溫水是口腔保護劑

科學證實，人的牙齒能在35～36.5℃的口腔溫度下進行正常的新陳代謝。如果經常給牙齒驟冷驟熱的刺激，則可能導致牙齦出血、牙髓痙攣或其他牙病的發生。有研究認為，用溫水刷牙有利於牙齒的健康；反之，長期用涼水刷牙，就會出現「人未老，牙已老」的結局。

另外，牙齒的壽命平均比人的壽命短10年以上，根源便出在「涼水刷牙」這一習慣上。實驗證明，35℃左右的溫水是一種良性的口腔保護劑，用這樣溫度的水漱口，既利牙齒，也利咽喉和舌頭，還利於清除口腔裡的細菌和食物殘渣，使人產生一種清爽、舒服的口感。

晨起喝杯水

健康的機體必須保持水分的平衡。正常人在一天中需要飲用7～8杯水，其中清晨的第1杯水顯得尤其重要。那麼晨起的第一杯水到底該怎麼喝？

1.喝什麼？

喝新鮮的白開水。白開水是天然狀態的水經過多層淨化處理後煮沸而來，水中的微生物已經在高溫中被殺死，而水中的鈣、鎂元素則對身體健康很有益。有研究指出，喝含鈣、鎂等元素的硬水，有預防心血管

疾病的作用。

早上起來的第一杯水最好不要喝果汁、可樂、汽水、咖啡、牛奶等飲料。汽水和可樂等碳酸飲料中大都含有檸檬酸，在機體代謝過程中會加速鈣的排泄，降低血液中鈣的含量，長期飲用會導致缺鈣。而另一些飲料有利尿作用，清晨飲用非但不能有效補充機體缺少的水分，還會增加機體對水的需求，反而造成體內缺水。

一般情況，早晨起來喝白開水就可以了。運動者、體力勞動者，因為出汗較多，電解質流失較多，適當地喝一點淡鹽水能有助補充電解質。

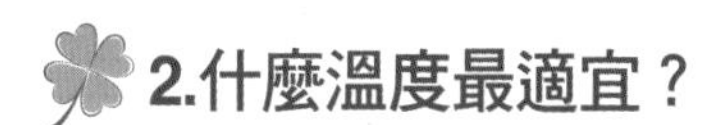

2.什麼溫度最適宜？

有的人喜歡早上起床後喝冰箱裡的冰水，覺得這樣最提神。其實，早上喝這樣的水是不合適的，因為此時胃腸都已排空，過冷或過熱的水都會刺激腸胃，引起腸胃不適。

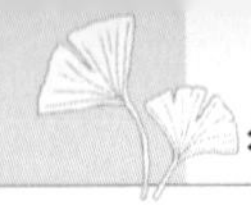

晨起喝水，以20～25℃的白開水最佳，可減少對胃腸的刺激。研究發現，煮沸後冷卻至20～25℃的白開水，比較容易透過細胞膜，並能促進新陳代謝，增強人體的免疫功能。凡是習慣喝20～25℃白開水的人，體內去氧酶的活性較高，新陳代謝狀態好，肌肉組織中的乳酸積累減少，不易感到疲勞。

3.喝多少？

一個健康的人每天至少要喝7～8杯水（約2.5升），運動量大或天氣炎熱時，飲水量就要相應增多。清晨起床是新的一天身體補充水分的關鍵時刻，此時喝300～500毫升的水最佳。

4.怎麼喝？

清晨喝水必須是空腹喝，也就是在吃早餐之前喝，否則就起不到促進血液循環、沖刷腸胃等效果。最好小口小口地喝水，因為飲水速度過猛對身體也是不利的。

保健小常識

晨起運動9分鐘

1.用雙手十指乾梳頭1分鐘：可增加腦部血流量，使髮黑有光澤。

2.輕揉耳輪1分鐘至發熱：耳朵佈滿全身穴位，此運動尤對耳鳴、健忘者有利。

3.轉動眼睛1分鐘：可順轉、可逆轉。此法可提神醒目、鍛煉眼肌。

4.輕叩牙齒和伸縮捲舌1分鐘：叩齒可健齒，捲舌可使神經系統反應更靈敏，從而增加人體靈敏度。

5.伸四肢1分鐘：可使血液迅速到達全身，給心腦提供足夠的氧氣和血液，預防心腦血管病，同時又可增加四肢的靈活性。

6.輕揉肚臍1分鐘：雙手掌心交替輕揉肚臍上下左右，也可旋轉揉搓。可增強胃腸功能，有助消化吸收。

7.提肛1分鐘：可防治痔瘡及前列腺增生。

8.蹬摩腳心1分鐘：腳是人的第二心臟，蹬摩腳心可促進全身血液循環，活經絡、安心神、增血脈、調臟腑、去百病。

9.左右翻身1分鐘：活動脊椎、大關節及腰部肌肉。有強身健體之功效。

CH5 6：00～7：00 晨間運動

快樂運動

養生離不開運動，說起運動，很多人應該都有切身體會。但是怎樣運動才健康，怎樣運動才能達到養生的目的？

我們從小就開始受到各種關於運動的教育，比如「生命在於運動」，「飯後百步走，活到九十九」，等等。人往往在年少時對運動的目的沒有過多關注，運動的主動性不足，至於如何科學運動更是一無所知。

學生時代的運動不外乎兩種：其一是課外的自由體育活動，可以暫時脫離書山題海，這種運動是帶有一點自由快樂的；其二是被體育老師逼著運動。筆者印象最深的是每次體育課一開始就是全班被迫跑1000公尺，因為是慢跑，剛開始跑同學之間還有說有笑，到後來就氣喘吁吁、面色蒼白了，有些人最後只有通過走的方式來完成任務了。

無論是被迫還是自願，學生時代的運動還是相對比較多的，功利性也不是很強。工作以後的運動就是另一回事了，有其明顯的特點。

一是功利性極強：一般人在身體出現不健康信號的時候，才想到運動，如體重超標了，血脂血糖高了，脂肪肝出現了，失眠變平常了，頸椎病不期而至了。因為生活方式的改變、飲食結構的變化，上述現代病出現的機率不斷增高，當出現這些健康問題的時候，去醫院諮詢醫生後，在醫生的建議下，才制訂「宏大」的運動計畫。

二是很容易放棄：一時衝動定下的運動計畫，不能持之以恆。大家都知道「堅持到底就是勝利」，但是很多人只會用這句話來教訓別人，卻會為自己的放棄找另外冠冕堂皇的理由，比如藥物治療可以代替運動了，比如工作太忙了沒有時間運動了，比如運動了一段時間好像效果不明顯了……理由層出不窮，總結起來就兩個字：「放棄」。

其實，把運動的功利性隱藏於其帶來的快樂之後，運動就不會痛苦不堪，而是一種享受。

記得有一次筆者外出，看見路邊公園裡有一組滾鐵環的雕塑，令筆者想起有點遙遠的孩提時代，女孩子喜歡玩跳橡皮筋，男孩子喜歡玩滾鐵環這些運動，滾鐵環也就是通過手上的控制桿，使一個圓的鐵環在地面上垂直捲動，技術好的還可以跨越障礙物和玩花樣，大家樂此不疲，在奔跑中享受到了快樂。這種單純的沒有功利性的運動，對健康最有利。

當我們把運動當作是生活的一部分，重視運動過程帶來的快樂，而不要看重運動之後的結果，比如不要總是關心體重降了嗎、血脂還高嗎，那麼運動會給你帶來愉悅的生活情趣，而不是沉重的壓力。

意念運動法

運動養生的作用是無庸置疑的，但怎麼運動才有養生作用呢？中醫運動養生的方法主要有五禽戲、太極拳、八段錦、易筋經等等。這些運動養生方法強身健體作用明確，不但是增強人體精氣神的好方法，也體現了人們追求長壽、追求無疾而終的理想。這些方法有內練筋骨、調整氣血、協調臟腑和安神定志的效果，可以說是中醫形神兼養的典範。

這些運動養生方法多種多樣、內容豐富，但往往需要複雜的操練，總讓人感覺「心有餘而力不足」。下面介紹一種簡單易行的運動養生方法，既結合運動和氣功養生的精髓，又行之有效。

掌握三五七，排濁存清氣

意念運動法是將意念和運動有機地結合在一起，運用幾個簡易的數字，簡單易行易記，從而為達到更有效的運動養生提供了一種切實可行的方法。具體做法如下：

1.意念運動主要內容

三：每日運動30分鐘，步行或慢跑3公里。

五：每週運動5次以上。

七：運動後心率（次/分）+年齡（歲）=170

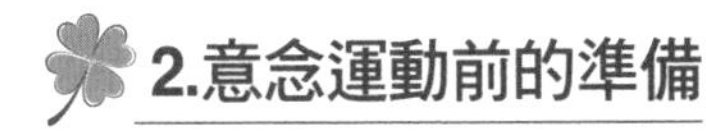

2.意念運動前的準備

三：飲溫水300毫升。

五：活動四肢，調整呼吸，以期調和五臟。

七：擴胸轉頸，七竅通暢。

3.意念運動後的休整

三：飲用適溫的淡鹽水300毫升。

五：靜心調整呼吸，使五臟安和。

七：休息7分鐘後以溫水沐浴，更衣。

這種運動養生法適用於所有人群，若能持之以恆，必有收穫。

慢跑跑出真健康

下面告訴大家一種融合了上述理念和原則的最簡單的運動方法——快樂慢跑法。

慢跑之前的準備就不多說了，比如衣服寬鬆、跑鞋適腳之類。

「快樂慢跑」就是每天清晨慢跑30分鐘，速度不能過快也不能過慢，具體一點講就是以30分鐘時間跑3公里左右。最好在運動結束時心率控制在（170－年齡）次/分左右。

快樂慢跑法的運動量和運動速度是可以量化的。有人說測心率太麻煩，這裡介紹個經驗，大致準確，就是慢跑運動後看看能不能完整地講

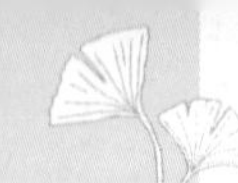

一句話，如果因為氣急，說話要停頓了，可能就是運動速度或強度有點過頭了。

其實慢跑運動中最重要的是「快樂」這兩個字，這需要我們把慢跑的功利性隱藏於其帶來的快樂之後，不要把慢跑看成痛苦不堪的浪費時間的過程，而是當作一種享受。

在慢跑的過程把某些不良情緒想像成空氣和汗水，讓它們隨著汗水飄散，在運動之後洗個溫水澡，就可以精神煥發地開始一天的工作。

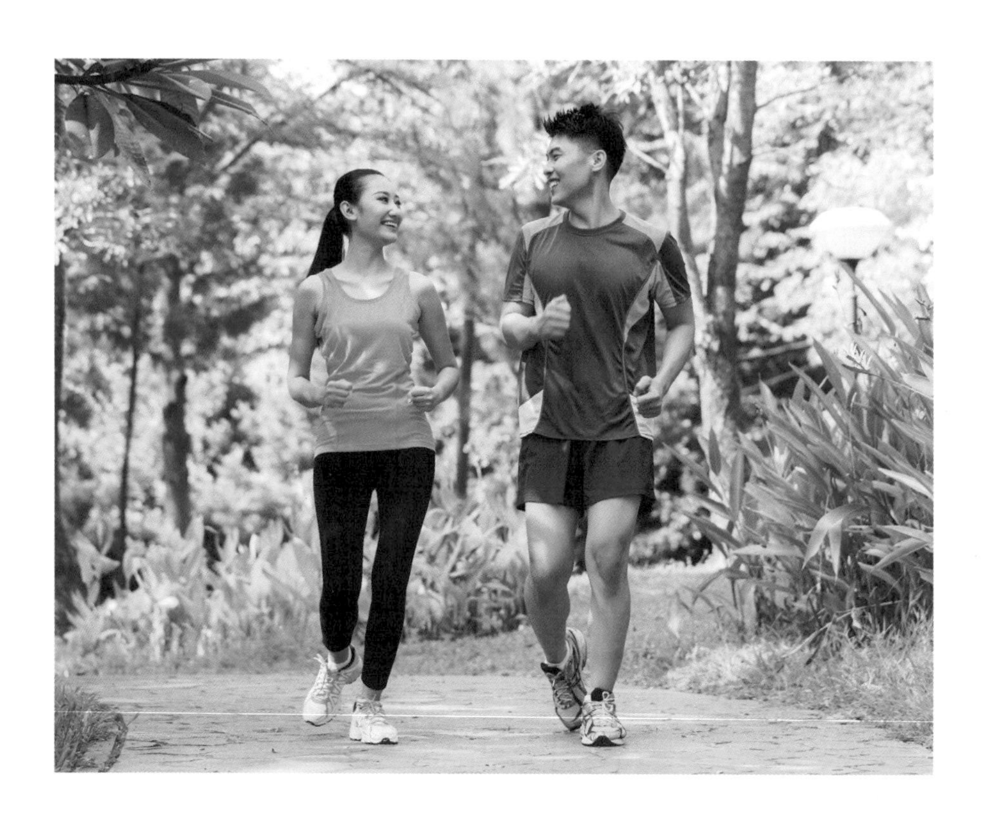

CH6 7：00～7：20 三餐飲食的學問

正確的吃喝方式是通往健康的捷徑

通往健康的途徑有很多，我們認為正確的吃喝方式是通往健康的捷徑。

飲食進步伴隨著人類社會進步的腳步，從茹毛飲血的原始社會發展到飲食文化豐富多彩的今天，飲食習慣與方式的改進極大地促進了人類自身的健康。

飲食調理與我們的健康密切相關。臨床上經常可以遇到由飲食問題導致的健康問題。曾經有這樣一個患者，一次與朋友聚會時飲酒過度，當場嘔吐不止、神志不清，繼而嘔吐咖啡色的液體，送來急診，診斷為酒精中毒和急性出血性胃炎，經過搶救治療後，生命無礙。可患者從此胃痛症狀反復發作，尤其飲食不慎時則明顯加重，影響了日常的生活和工作。這就是典型的因飲食而影響健康的例子。

那麼，怎樣進行飲食調理呢？正確的飲食調理包括以下內容：

1.正確的食物選擇：每種食物都有其特性，按藥食同源理論，各別食物具有不相同的四氣五味和升降浮沉。根據每個人的體質正確地選擇食物，對健康是大有裨益的。當然，根據病情選擇適宜的食物和適當的忌口方式，就能有效地縮短病程，減少患者的痛苦。

2.適宜的烹飪方式：適宜的烹飪方式能有效保證食物的有益成分不被破壞，減少食物中不利於人體健康的成分，增加色香味，從而增進食欲，促進健康。

3.有規律的進餐習慣：人體作為一個有機整體，其各個器官和系統的功能都相互關聯、互相影響，有規律的進餐，能有效減輕消化系統的負擔，這對消化系統疾病的患者尤其重要。同時，因為「脾胃為後天之本」，消化系統若功能健全，就能促進營養物質的吸收，保障人體各系統的功能，由此可見，規律進餐對人體健康是很重要的。

4.有選擇地使用食療：「藥食同源」是中醫的一大特色，茶療和藥膳是中醫在飲食指導上的具體應用，其對健康的作用功不可沒，正確選擇食療可促進康復。

5.身患疾病時正確地進行飲食調理：人體是一個陰陽平衡體，疾病的產生是由於陰陽失去了平衡，患病時正確地進行飲食調理，適當地忌口，能有效促進疾病痊癒。

現代社會的許多生活方式對健康非常不利，其中不良的飲食習慣還沒有引起足夠的重視。人們一定要明白，健康是事業、快樂的基礎，正確的飲食調理則是通往健康的捷徑。

萬全飲食調控法

從健康角度講，每個人都需要進行飲食調控，其中糖尿病患者、肥胖者、高血壓患者及其高危者更應該重視。從營養學上講，有許多方法和細則可以遵循，但實踐起來有時真讓人覺得無所適從，往往「看看覺得有道理，做做不知該如何」，或者有些時候細節過多，讓人不得不放棄。

筆者認為，所謂的飲食調控，萬變不離其宗。根據「簡易快樂有效」的原則，刪繁就簡，設計一個簡單萬全的飲食調控法，讓每個人都可以輕鬆掌握飲食調控，不再為飲食問題傷腦筋，才能更簡單易行地為健康加油。

萬全飲食調控法，基本符合人類健康的飲食要求，但也不是十全十美，可能仍有某些不足之處，然有一點是可以肯定，那就是：比不顧及飲食原則胡亂吃喝好，比進食時精神負擔很重好，比飲食時念念不忘忌口好。

1.可以總結為一個字——饑

為什麼必須保持一定的饑渴才是對養生有利呢？其實是「虛」的妙用。道家講「虛則靈」，原理上和「謙虛使人進步、自滿使人落後」一樣，人們經常保持「虛靈」的狀態，才能保持清醒、保持健康，這也是養生的目的。

 2.基本原則——七七二三，快樂健康

先看一下什麼是「七七二三」：

七：每餐進食量控制在七分飽程度。

七：每餐素食占七成。

二：每餐主食控制在二兩。

三：每日三餐，按時用餐。

而「快樂健康」主要是指飲食過程中的情緒調節，需要做到：

1.進食時不能在思想上有負擔。絕大多數糖尿病患者擔心吃這個血糖會高，吃那個血糖會高；減肥者擔心吃這個體重會增加，吃那個會胖；許多長期服藥的患者，擔心食物與藥物會有不良反應；還有許多人道聽塗說，這個不吃、那個不吃……這些都使得整個進食過程中沒有絲毫的愉悅感，只有負擔，不僅營養物質攝入不足，還會造成胃腸功能紊亂，導致營養物質吸收不佳。

2.意念中想像進食是給人體補充能量，給身體增加動力和活力。

3.萬全飲食調控法的食療養生有兩點必須記住：一是重視食療的過程，目的性不能太強；其次是貴在堅持。

4.「藥補不如食補，食補不如心補」，就是說心情的快樂占了養生的主導地位，如果快樂地進行食療，養生的效果就會事半功倍。

很多病人貫徹了這一飲食調控法，脂肪肝控制了，血脂也降下來了，痛風也好了，大部分人認為這是簡易、快樂和有效的調控方法。

中醫食療的原理

中醫食療簡單地說就是用食物來調節我們的身體，讓人體更健康。那麼中醫食療是通過什麼原理起效的呢？

1.人體是一個陰陽平衡體：中醫學認為人體是一個陰陽平衡體，疾病的產生是由於人體陰陽失去了平衡，中醫食療的目的，簡言之就是調和人體的陰陽，讓我們的身體去順應自然，這與中醫各種方法調節人體的目的是一致的。

2.中醫食療就是利用食物來調和人體陰陽：瞭解了上述的概念之後，中醫食療的原理就比較容易理解了。中醫食療就是利用食物來調和人體陰陽，傳統中醫認為藥食同源，就是說許多食物可以做藥，許多藥物其實也是食物。從總體上講，藥性偏烈，食性偏緩。中醫食療養生也就是使用性味相對比較緩和的食物或藥材，來糾正人體的陰陽失衡，一般來說相對安全，副作用小。

一日三餐如何掌握

一天要吃三餐飯，人吃飯不只是為了填飽肚子或是解饞，主要是為了保證身體的正常發育和健康。實驗證明：每日三餐，食物中的蛋白質消化吸收率為85%；如改為每日兩餐，每餐各吃全天食物量的一半，則蛋白質消化吸收率僅為75%。因此，按照一般民眾的生活習慣，每日三餐還是比較合理的。

同時還要注意，兩餐間隔的時間要適宜，間隔太長會引起高度饑餓感，影響人的勞動和工作效率；間隔時間如果太短，上一餐食物在胃裡還沒有排空，就接著吃下一餐食物，會使消化器官得不到適當的休息，消化功能就會逐步降低，影響食欲和消化。一般混合食物在胃裡停留的時間大約是4～5小時，兩餐的間隔以4～5小時比較合適。

1.三餐食物的選擇：一日三餐究竟選擇什麼食物，怎麼進行調配，採用什麼方法來烹調，都是有講究的，並且因人而異。一般來說，一日三餐的主食和副食應該粗細搭配，動物食品和植物食品要有一定的比例，最好每天吃些豆類、薯類和新鮮蔬菜。

2.三餐食量的科學分配：這是根據每個人的生理狀況和工作需要來決定的。按食量分配，早、中、晚三餐的比例為3：4：3，如果某人每天吃500克主食，那麼早晚各吃150克、中午吃200克比較合適。

3.早餐吃飽：有人不吃早餐，血液黏度就會增高，且流動緩慢，日久天長，會導致心臟病的發作。因此，早餐豐盛不但使人在一天的工作中都精力充沛，且有益於心臟的健康。堅持吃早餐的青少年要比不吃早餐的青少年長得壯實，抗病能力強，在學校的表現更加突出，聽課時精力集中，理解能力強，學習成績也更優秀。

對工薪階層來講，吃好早餐，也是做好工作的基本保證。這是因為人的腦細胞只能從葡萄糖這種營養素中獲取能量，經過一個晚上沒有進食，若又不吃早餐，血液就不能保證足夠的葡萄糖供應，時間長了就會使人變得疲倦乏力，甚至出現噁心、嘔吐、頭暈等現象，無法精力充沛地投入工作。

早餐是一天中最重要的一頓飯，每天吃一頓好的早餐，可使人長壽。早餐要吃好，是指早餐應吃一些營養價值高、少而精的食物。因為人經過一夜的睡眠，前一天晚上進食的營養已消耗殆盡，只有在早上及時補充，才能滿足上午工作、勞動和學習的需要。

早餐在設計上要選擇易消化、吸收，纖維素含量高的食物為主，最好能將主食的比例提高一點，如此將成為一天精力的主要來源。一般情況下，理想的早餐要掌握三個要素：就餐時間、營養量和主副食平衡搭配。一般來說，起床後活動30分鐘再吃早餐最為適宜，因為這時人的食欲最旺盛。

早餐不但要注意數量，還要講究品質。按成人計算，早餐的主食量應在150～200克，熱量應為700千卡左右。當然，從事不同勞動強度及年齡不同的人，所需的熱量也不盡相同。如小學生需500千卡左右的熱量，中學生則需600千卡左右的熱量。從就食量和熱量而言，應占不同年齡段人群一日總食量和總熱量的30%。主食一般應吃含澱粉的食物，如饅頭、包子、麵包等，還要適當加些含蛋白質豐富的食物，如牛奶、豆漿、雞蛋等。

4.中餐吃好：俗話說「中午吃好，一天好」。說明午餐是一天中最重要的一餐。由於上午體內熱能消耗較大，午後還要繼續工作和學習，因此，不同年齡、不同體力的人，午餐熱量應占其每天所需總熱量的40%。

主食根據三餐食量配比，應在150～200克，可在米飯、麵製品（饅頭、麵條、大餅、麵包等）之間任意選擇。副食在240～360克左右，以滿足人體對無機鹽和維生素的需要。副食種類的選擇很廣泛，如：肉、蛋、奶、禽類、豆製品類、海產品、蔬菜類等，按照科學配餐的原則挑選幾種，相互搭配食用。一般宜選擇50～100克的肉禽蛋類，50克豆製品，再配上200～250克蔬菜，要吃些耐饑餓又能產生高熱量的炒菜，使體內血糖繼續維持在高水準，從而保證下午工作或學習的體能。

但是，中午要吃好吃飽，不等於要暴食，一般吃到七八分飽就可以了。上班族、輕勞力的工作人群在選擇午餐時，可簡單一些，如將清淡的莖葉類蔬菜、少許白豆腐、部分海產品做為午餐的搭配。

5.晚餐吃少：晚餐比較接近睡眠時間，不宜吃得太飽，尤其不可吃宵夜。晚餐應選擇含纖維素和碳水化合物多的食物。但是對一般家庭而言，晚餐有可能是一天中唯一大家相聚、共享天倫的一餐，所以往往非常豐富，其實這種做法和健康理念相背。另外需要注意的是，晚餐前半小時應有蔬菜汁或是水果的供應，這樣主食與副食的量都可適量減少，以便到睡覺時正好是空腹狀態。

飲食種類的選擇上，寒性蔬菜如小黃瓜、絲瓜、冬瓜等，晚上用量要少一些。晚餐儘量在晚上8點前完成，8點以後的任何食物對人體都是不良的。有些家庭喜歡食用葷菜，要注意最好不超過1種，否則會增加人體負擔。晚餐後請勿再吃任何甜食，否則容易損傷肝臟和脾胃。

晚餐的注意事項

1.晚餐要快樂進餐：白天工作可能會有不良情緒，但不能把這種情緒帶回家。晚餐是夜生活的序曲，序曲的好壞，會影響一家人整個晚上的情緒。如果吃得愉快，這種健康歡愉的氣氛會延續擴散到整個夜晚。共進晚餐時不要對任何家人進行批評和責問，否則會使人很不舒服。要堅守「待賓客如家人，待家人如賓客」的原則。切記不要把進餐時間當做訓誡時間，如果要糾正孩子的行為，不妨在其他時間進行。

2.晚餐要早吃：這是醫學專家向人們推薦的保健良策。有研究指出，晚餐早吃可大大降低尿路結石的發病率。人的排鈣高峰期常在進餐後4～5小時，若晚餐過晚，當排鈣高峰時，人已上床入睡，尿液便滯留在輸尿管、膀胱、尿道等尿路中，不能及時排出體外，致使尿中的鈣不斷增加，容易沉積下來形成小晶體，久而久之，逐漸擴大形成結石。所以，傍晚6點左右吃晚餐較合適。

3.晚餐要以富含碳水化合物的食物為主：晚餐時蛋白質、脂肪類吃得越少越好。上文中還提及，晚餐時吃大量的肉、蛋、奶油等高蛋白食物，會使尿中的鈣量增加，一方面降低了體內的鈣貯存，誘發兒童佝僂病，青少年近視和中老年骨質疏鬆症；另一方面尿中鈣濃度高，罹患尿路結石病的可能性就會大大提高。另外，攝入蛋白質過多，人體吸收不了就會滯留在腸道中，代謝後形成氨、吲哚、硫化氫等有毒物質，長期刺激腸壁有可能誘發癌症。

4.晚餐要吃得少：晚餐吃得過多，還可引起膽固醇升高，刺激肝臟製造更多的低密度脂蛋白與極低密度脂蛋白，誘發動脈硬化。長期晚餐過飽，反復刺激胰島素大量分泌，往往造成胰島素β細胞提前衰竭，從而埋下糖尿病的禍根。此外晚餐過飽還會使胃膨脹，對周圍器官造成壓迫，胃、腸、肝、膽、胰等器官在餐後的緊張工作會傳送資訊給大腦，引起大腦活躍，誘發失眠。

5.「上床蘿蔔下床薑」：這句民間諺語是很有道理的。人體在一天中有著固定的節律，上午工作學習緊張，代謝也比較旺盛，所以，一些刺激人體興奮、促進熱量散發、提高身體活力的食物在早上吃，可以使人們在上午保持充足的精力。而在傍晚時分，人體變得內斂、安靜，需要集中精力修復組織器官。所以晚餐就不能再吃讓人興奮的食物，也不該吃難以消化的油膩食物。那些容易消化，或者有助消化、能夠讓身體減少散熱、減少興奮的食物，都是晚餐的好選擇。

薑、蔥、蒜等調味品都是使人體溫暖發熱的食物，它們讓人覺得很有精神，適合在早上和上午食用。蘿蔔能讓人心平氣和，晚上吃點清淡的蘿蔔，能幫助消化，通氣順暢。除了蘿蔔之外，各種清爽涼菜、雜糧粥、青菜豆腐之類，都很適合在晚餐食用。

有人喜歡晚上喝點蓮子湯、百合湯，就是因為它們有安神的作用。如果晚上吃油膩厚味的食物，特別是牛羊肉、煎炸食品，再加上辣椒、花椒、蔥、薑、蒜，對身體就沒有什麼好處了，違背養生之道，天長日久就容易生病。

許多食療調理的藥膳，往往需要精心、靜心地調配，相對而言程序比較繁瑣，準備晚餐的時間相對充裕，因此食療的重任在晚餐。

飲酒到底好不好

人類最初的飲酒行為雖然還不能稱之為飲酒養生，但卻與保健養生有著密切的聯繫。最初的酒是人類採集的野生水果在適宜條件自然發酵而成的，由於許多野生水果本身就具有藥用價值，所以最初的酒可以稱得上是天然的「保健酒」，對人體健康有一定的保護和促進作用。

元代《飲膳正要》一書中，對酒的利弊總括為：「酒，味苦甘辛，大熱有毒，主行藥勢，殺百邪，通血脈，厚胃腸，潤肌膚，消憂愁，少飲為佳。多飲傷身損壽，易人本性，其毒甚是也。醉酒過度，喪生之源。」

1.飲酒的關鍵在「少飲」：酒裡都含有乙醇（酒精），乙醇可以殺菌，就是所謂的「殺百邪」。人們把一些藥（如人參等）放在酒裡給病人服用，借酒「通血脈」、「主行藥勢」，取得了更好的療效。此外，可以借酒禦寒，少量飲酒可促進血液循環。有助恢復體溫，這就是漁民常帶酒出海的原因所在。

酒有多種，其性味功效大同小異。酒的種類包括白酒、啤酒、葡萄酒、黃酒、米酒、藥酒等。一般而論，酒性溫而味辛，溫者能祛寒，辛者能發散，所以酒能疏通經脈、行氣和血、溫陽祛寒、疏肝解鬱、宣情暢意。

但過量飲酒，會導致大腦、肝臟、皮膚、心臟、胃和生殖器官受到不同程度的傷害。乙醇（酒精）傷害的不僅是飲酒者本身，還會波及其他無辜的人。例如，在喝過酒的情況下開車，會顯示出對人的生命漠不關心，不只是對駕駛人和他的乘客，同時也是對無辜的大眾生命的輕忽。

飲酒一定要注意適度，不能過度。過度飲酒，談何養生？如果適量地喝酒，又有點好菜，心情舒暢，往往對身體有益。因為乙醇（酒精）經肝臟分解時需要多種酶與維生素的參與，酒的度數越高，機體所消耗的酶與維生素就越多，故應及時補充維生素含量豐富的新鮮蔬菜、鮮魚、瘦肉、豆類、蛋類等。而鹹魚、香腸、臘肉等食品，因含有色素與亞硝酸鹽，與乙醇發生反應後不僅會傷害肝臟，而且易造成口腔與食管黏膜的損害，所以不宜作為下酒菜。

2.喝酒保健在晚上6點左右最好：因為乙醇經肝臟分解時需要多種酶與維生素的參與，而人體此時分解的解酒酶相對多一些，有利於乙醇的分解；再就是晚上喝酒不會影響生活和工作，對有些人還能促進睡眠。根據自己的體質狀況，一般情況下，乙醇度數越高，則酒量就應相應減少。從一天的總量上來說，白酒一般應控制在50毫升以內，藥酒控制在100毫升以內，黃酒控制在100毫升以內，紅酒控制在150～200毫升，啤酒則控制在500毫升以內。

3.正確的飲法應該是輕酌慢飲：許多人喝酒常一飲而盡，似乎一杯杯地乾才覺得痛快，才顯得豪爽。其實這樣飲酒是不好的，正確的飲法應該是輕酌慢飲。《呂氏春秋》說：「凡養生……飲必小嚥，端直無戾。」清人朱彝尊在《食憲鴻秘》中也說：「飲酒不宜氣粗及速，粗速傷肺。肺為五臟華蓋，尤不可傷。且粗速無品。」筆者建議，吃飯、飲酒都應慢慢來，這樣才能品出味道，也有助於消化，不至於給脾胃造成過大的負擔。

4.喝酒的注意事項

● **不要直接喝烈酒**：必要時可以稀釋後再喝。

● **喝酒時不要吸煙**：煙與酒碰到一起危害更大，因乙醇而擴張的血管又因為吸煙而收縮，會給心臟帶來負擔，而且溶於乙醇的焦油會吸附在消化器官的黏膜上。應遵守「喝酒不吸煙，吸煙不喝酒」的原則。

● **酒不要和藥一起喝**：有部分鎮痛藥和酒一起喝下之後，會破壞胃黏膜，引起胃潰瘍。而酒和治療糖尿病的藥物一起服用會引發低血糖。不管哪種藥，都不要和酒一起喝。

● **不要一直喝到深夜**：因為乙醇在肝臟中完全分解的時間約需6小時，因此即使少量飲酒，深夜12點之後也不要喝了，否則會妨礙第二天的工作和生活。

● **不要每天喝酒**：為了保護肝臟功能，應養成一周內至少兩天不喝酒的習慣。如果長期每天都喝，發展成酒精性脂肪肝的危險性很大。

● **飲酒養生**：要做到飲酒養生，並不是一件簡單的事，其中有許多學問，除了要節制飲酒，還要注重酒的品質，講究飲酒的環境和方法，什麼時候能飲、什麼時候不宜飲、在什麼地方飲酒、飲什麼酒、如何飲酒等，都有許多規矩和講究。且飲酒時心情要好，酒量要適當，最好喝溫酒，飲必小嚥、不要混飲，空腹不要飲，不要強飲，酒後少飲茶。

保健小常識

很多人以為喝茶可解酒。其實酒後喝茶對身體極為有害。李時珍在《本草綱目》中這樣寫道：「酒後飲茶，傷腎臟，腰腳重墜，膀胱冷痛，兼患痰飲水腫、消渴攣痛之疾。」

飯後百步走的真義

「飯後百步走，活到九十九」的真正含義我想大家不一定都知道。很可能，一直以來，大家對於這句老話都存在著一些誤解。100步才走幾分鐘啊，一般一兩分鐘就搞定了，這一兩分鐘的運動有用嗎？很多人會說這是虛詞、不是具體的數值，那麼為什麼不說十步走、千步走呢？飯後快步走對健康有好處嗎？

我覺得真正的「百步走」很可能是「擺步走」，要大家飯後大搖大擺地走，也可以理解成悠閒地散步。不能像有氧運動要求的那樣快走，像急行軍似的走。「飯後百步走」最適合那些長時間伏案工作、形體較胖或胃酸過多的人。只要走上二、三十分鐘，就能促進胃腸蠕動、消化液分泌和食物的消化吸收。

「飯後」指的是一日三餐的哪一頓呢？早飯後要去上班工作，午飯後也有日常必要的活動，所以應當指的是晚飯，晚飯後半小時擺步走，輕輕鬆鬆，對身體大有好處。

1.飯後應該什麼時候走：一般來說，放下筷子就走的習慣並不可取。因為，吃進去的食物需要在胃裡停留一段時間，與幫助消化吸收的胃液相混合。進食後馬上站起來走路，無疑會給胃增加許多緊張因素，破壞平衡。因此，建議飯後休息二、三十分鐘再開始散步。

2.飯後應該怎麼走：胃腸道的消化吸收過程需要充足的血液供應，運動量太大會增加肌肉組織的血液循環，血液就被分流到身體其他地方，結果影響了營養成分的吸收。正確的走法可以用「閒庭信步」來形容，就是擺步走的意思。

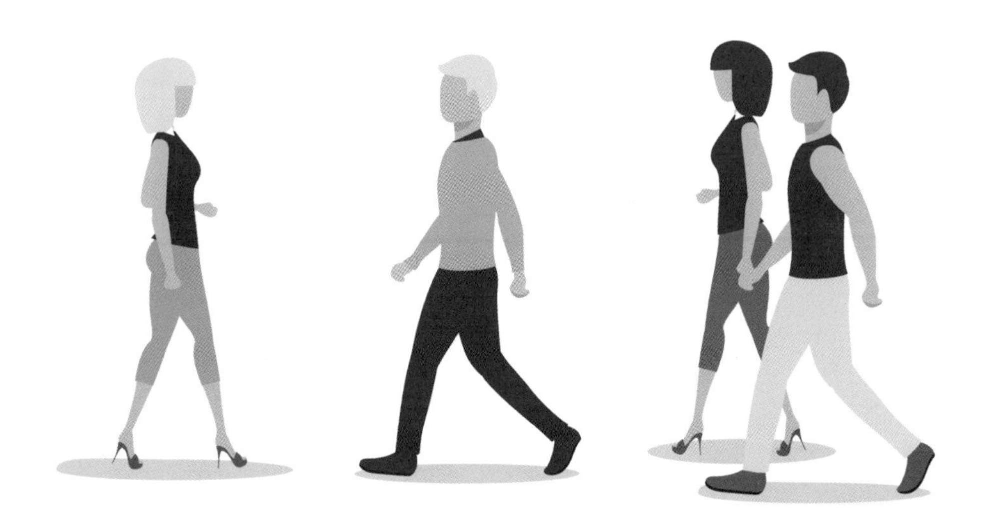

3.飯後應該走多少時間：根據每個人的身體情況，飯後走動的時間可以在15～30分鐘之間。體弱、年邁的人可以少走一些；平時缺乏運動、體重超標、消化不良、食欲不振的人可以多走一些。

飯後散步與一般運動、有氧運動不同，它可以給人帶來輕鬆愉快的心情和適當的胃腸保健，是健康生活的良好習慣。

4.飯後百步走的注意事項

● **患有胃下垂的人**：飯後最好少走動，也不要長時間站立，可以坐下來或躺一下再活動。

● **患冠心病、心絞痛的人**：進食後立刻進行運動量大的活動，有可能誘發心絞痛，甚至心肌梗死。最好餐後1小時再散步，每次半小時，注意步速不要過快。

● **高血壓、腦動脈硬化、糖尿病患者**：飯後最好靜坐閉目養神10～30分鐘再散步，馬上散步易出現體位性低血壓，導致頭暈乏力，甚至昏厥。高血壓患者散步時最好上身挺直，否則可能壓迫胸部、影響心臟功能。走路最好前腳掌著地，不要後腳跟先落地，否則會使大腦處於不停的振動，易引起一過性頭暈。

● **患有慢性活動性胃炎、消化性潰瘍的人**：飯後立刻散步會增加胃腸蠕動，吃進去的食物對胃壁產生刺激，不利於胃黏膜修復。

● **貧血、低血壓的人**：飯後大量血液都供給胃部了，散步時很容易造成腦部相對缺血，出現頭昏、目眩，甚至昏厥。一般來說，這類人可選擇早起散步。

● **高齡老人**：不宜在飯後百步走。老年人因為消化功能本來就比較差，飯後大量食物集中在胃腸內，正需要較多的血液來幫助消化，如果此時馬上來個百步走，勢必要使一部分血液向下肢肌肉輸送，胃腸供血就會明顯減少，影響食物的消化吸收。高齡老人的血壓在飯後一般都趨向下降，此時進行百步走會增加心臟負荷，使心、腦供血不足，容易出現頭昏、眼花、乏力、肢麻，甚至還可能突然昏厥跌倒，十分危險。因此對高齡老人來說，飯後最好靜坐休息。

保健小常識

飯後拍打散步，舒筋活絡保健

不少人喜歡一邊散步、一邊拍手或用手拍打身體的某些部位，特別是對於每天坐在辦公室、筋骨都不舒展的上班族，應該趁晚飯後散步這個機會讓全身都得到舒展，雙手前後甩動來拍打軀幹以及手臂，可幫助行氣活絡，避免久坐帶來的各種害處。

拍打散步是一種傳統保健方法，有舒筋活絡、緩解緊張、消除疲勞之功。在散步時利用兩臂自然擺動，手臂拍打肩、胸、腹、腰、背等各部位，力度適當，可有按摩穴位的作用。

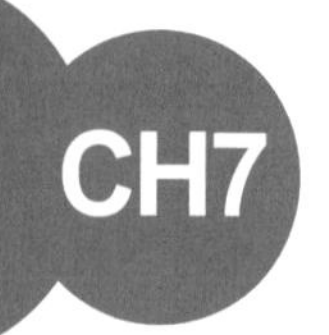

7：20～8：00 上班途中進行心情調節

堵車別堵心

「堵車浪費時間！」這是很多通勤族的長歎。堵車成了都市的通病，面對這個改變不了的現實，我們只能改變自己的心態。堵車時找點事情做做，轉移一下注意力，努力保持一份愉悅的心情。可以試著從以下幾方面著手改變自己。

1.堵車時間變成親子時刻：接送孩子是很多家長要做的事情。遇到堵車，家長動不動就爆發心中的煩躁，甚至採用不文明的駕駛行為，對孩子的成長將帶來負面影響。堵車時間是一個很好的親子時刻，與其讓孩子在後座自己玩耍，不如趁機和孩子交流互動，說說笑話等。

2.規劃不同路線，找路成樂趣：開車上班的路線能有許多不同的選擇，現在車越來越多，但是大部分堵在車道上，如果改變路線摸索出捷徑，久而久之，整個城市的地圖就基本在腦海裡了。無論臨時要到哪兒，都能迅速找出一條路線來。

3.聽聽感興趣的音檔：堵車是非常好的學習時間。可以從網上下載英文講座等自己感興趣的錄音，堵車時可一邊學習；也可自己錄製一些勵志故事或音樂，堵車時候放來聽聽，絕對能迅速緩解焦躁情緒，同時增長見識。

有些電臺節目也很有意思。記得有一次筆者遇到堵車，這時電臺節目主持人要求堵車者以短信進行心情互動，有位聽眾的短信很有詩意：「身不由己，進退兩難，我看不清未來的路，卻看到了流逝的時光、無奈的油耗和生活的困惑。」筆者聽完之後，心情頓時變得豁然，原來生活處處有詩意。

4.學著如何控制情緒：從心理學上說，如果路上車輛太多，不斷地停車、減速和等候，會造成駕車人心情煩躁，長期會影響脾氣性格，甚至引起心跳加速、精神緊張、忍耐力減弱等症狀。所以在堵車時，可以通過以下方法調控自己的心情：

- 看看旁邊也動彈不得的車，開導自己，人家也在堵著呢。這種共患難的心理可以緩解煩躁。
- 堵車時正好可以休息一下！換個角度思考，可以讓自己的心情和身心都放鬆。
- 找自己喜歡的音樂聽聽！一段音樂就是一段心情，聽著音樂可以趁機挖掘一些自己遺漏的心事。
- 不妨平時就去看一些心理書籍，學習如何幫助自己在緊張環境下放鬆的辦法，對個人性格的調節很有幫助。

5.做做伸展操，放鬆身心：堵車時間超過一分多鐘的時候，可以在將車停穩的情況下，讓身體完全放鬆。

● **最佳舒緩心情的運動**：如果發現自己心情煩躁不安，嘗試緊握拳頭，繃緊胳膊，體驗上肢的緊張感覺，然後忽然把拳頭放開，體會手臂的沉重、無力、放鬆。反復做幾次，身體放鬆會帶動精神放鬆。

● **做做瘦身操**：如想瘦手臂，可將雙手各自平伸，然後慢慢高舉過頭，如此重複50次左右；要瘦臀部和大腿，可在車輛停穩時，坐在座椅上，大腿用力將小腿往上抬，如此反復多次。

抓住一切運動的機會

當心臟在任何超出日常負荷的活動中得到鍛煉時，其功能才能得到提高。只有堅持下去，患心血管疾病的風險才會降低。心臟病的發生發展是一個長期的過程，心臟需要不斷訓練來對抗各種有害因素的侵襲，才能延緩甚至阻止心臟病發生和發展，一朝一夕的鍛煉不可能保護心臟一生的健康。只有讓心臟天天得到鍛煉，它才有可能「歷久彌新、青春常駐」。據統計。不常運動的人猝死的發生率是經常運動者的三倍多。另外，堅持運動還會使發生肌肉關節損傷等意外傷害的機會降低。

對於那些平常很少有體力活動的人，走10分鐘路、爬幾層樓梯就會使他們的心臟承受額外的負荷，這就是鍛煉，有助於改善心臟功能。在適度的前提下，更快的速度、更長的時間、更多的次數，會使心臟得到更多的鍛煉，可以使心臟上的冠狀動脈變得更粗。即使某些病變造成管腔狹窄，剩餘部分所能通過的血液也會相對較多。

運動有益健康是人人都知道的道理，但卻不是每個人都能身體力行地去做。研究顯示：成年人中有五成從不運動；經常運動的人不足1/3，且其中較多的是青少年和老年人，上班族運動的比例也偏低，沒時間、不方便常常是他們的理由。其實，鍛煉身體的機會就在身邊，只不過人們常常不經意地把機會放過去了。

我們要從生活中找機會運動，參與運動其實沒有很多人想像的那樣難，時間和機會都不應該成為運動健身的障礙。我們應該將運動理解為任何消耗體力的活動，上下班途中走上一段路、日常生活工作中爬幾層樓梯，都是運動。因為在這些活動中，你的心臟搏動得更快，肌肉收縮得更有力，還消耗了更多的能量。

用這個標準來衡量，日常生活中的很多活動都能有運動的作用，例如清掃房間、搬動重物、照看孩子、騎自行車，等等。從這個意義上講，我們身邊有太多的運動機會。

在這裡，我們著重推薦簡單易行的有氧運動，如跑步、游泳、騎單車、爬樓梯。還有一點需要提醒的是，站姿運動應規避關節的磨損，所有動作一定要順著運動軌跡進行，動作要標準。

一日之計在於晨

「一日之計在於晨」之於養生方面有兩種含義，一種是用列計畫來緩解壓力，另一種是早晨的養生要點，我們先看第一種含義。

1.列計畫，緩解壓力：你是否總感覺到有很多事沒做完，壓得你快樂不起來？你是否總覺得自己忙忙碌碌卻一無所獲？你是否覺得自己越

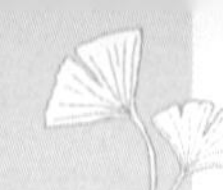

來越累，任務越來越重，沒有一點時間做自己想做的事？如果我們知道計畫的重要性並做好計畫，就能解決上述問題，但每逢事情多時，我們就會手忙腳亂，心情急躁壓抑，這其實是我們沒有做好統籌安排。這時需要靜下心來，勇敢面對自己恐懼不安的心靈，接受困難的挑戰，把所有貌似強大、難以應付的瑣碎任務、雜事全都寫出來，在紙上按輕重緩急把它們排好順序，做一個明確的任務完成計畫表，再逐個完成。

因為誰也沒有足夠的心智來同時考慮許多件令人煩惱的雜事，只能「分而圍之」。按計劃開始行動，很可能那些毫無頭緒、傷透腦筋的瑣碎任務都能按時，甚至提前完成，每天收穫一點小小的成功，你的信心和鬥志自然就會與日俱增，每天進步一點點，你將會越戰越勇，更加自信。只有當一切都在自己的掌握或預料之中，才能處變不驚。正是有了明確、具體、詳盡、可行的計畫，才使你的生活井井有條，不盲目。

2.早晨的養生要點：這對於疾病防控及日常保健來說都有相當重要的意義。比如，正常人的血壓波動常表現為「兩峰一谷」，即白天血壓波動在較高水準，晚8時起血壓逐漸下降，至次日凌晨2時～3時降至最低谷，然後血壓上升，至上午6時～8時達到最高峰，然後血壓持續波動在較高水準，至下午4時～6時出現第二個高峰，以後逐漸下降。很多高血壓病人存在晨間難以控制的高血壓，因而早晨的規範服藥就顯得相當重要。

早晨為一天的開始，有一個美好的早晨，才能有好的一天。有好的每一天，就有我們美好的一生。

CH8 8：00～17：00 快樂工作

快樂地面對工作

你是否在快樂地工作著？據觀察，有許多人並不是！這樣的結果不禁讓人擔憂，長期不快樂的工作所造成的局面是工作熱情下降，同時心理疾病也會隨之產生，對公司和個人的發展產生著巨大的負面影響！

人可以通過工作來學習，可以通過工作來獲取經驗、知識和信心。你對工作投入的熱情越多、決心越大，工作效率就越高。當我們抱著這樣的熱情時，上班就不再是一件苦差事，工作就變成了一種樂趣。

其實，相同的一件工作，想開了是天堂，想不開就是地獄！也就是說，快樂是一種心態。什麼是心態？心態就是決定心理活動和左右思維的一種心理狀態，同一件事情從不同的角度去看，得出的將會是不同的結果。

人的心態變得積極，就可以得到快樂，就會改變自己的命運。我們應該與自己比一下，與一年前、一個季度前，哪怕是一周前相比，比比自己有了哪些進步，還有哪些不足？只有經常與自己比，盡可能地不斷進步，人才有可能得到更多快樂的資本，快樂也才會成為一種「習慣」。

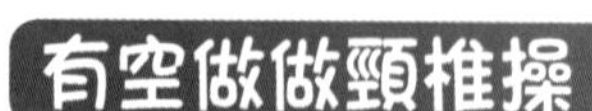

有空做做頸椎操

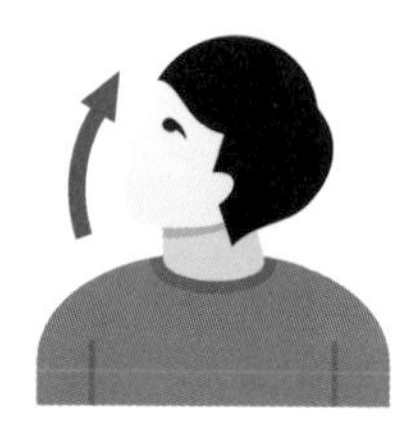
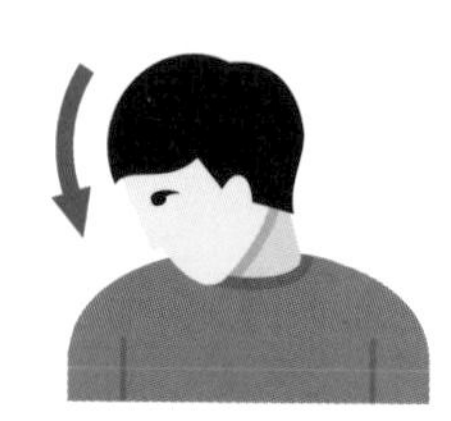
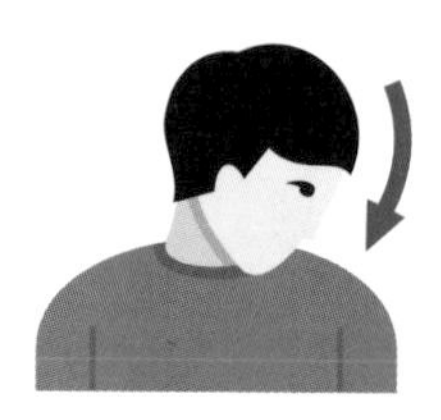
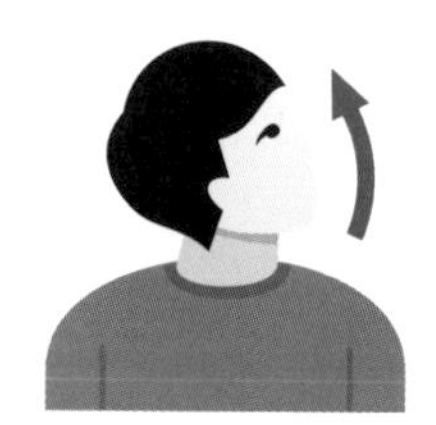

現代社會的電子化趨勢，很多人工作時需要長期低頭或者整天面對電腦。工作和休息時沒有注意頸部姿勢是否正確，平時又缺乏運動，加之較大的工作壓力和較快的生活節奏，使頸椎病的發病率逐年增高，使這種中老年人常見病和多發病呈現年輕化的趨勢。

什麼是頸椎病呢？頸椎病就是由於頸部骨骼、軟骨、韌帶的退行性病變而累及周圍或鄰近的脊髓、神經根、血管及軟組織，是一種包括各種病理改變的綜合症。頸椎病有許多種類，如頸型、神經根型、脊髓型、交感型、椎動脈型和混合型。

要治療頸椎病，首先要改變導致疾病的不良姿勢和狀態。其次，可以試試以下的頸椎操，具體方式如下。

◆頸椎操的基本招式

1.站立調息：雙腳分開，與肩同寬，調整呼吸，意念會頸。

2.挺腰立項：腰部挺立，含胸挺背，頸項直立，放鬆至肩。

3.「8」字操。

I.順「8」字操

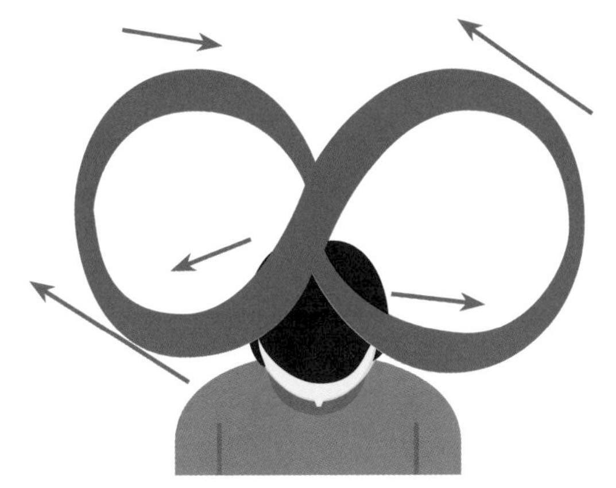

按上圖箭頭所示方向，頭部從居中位置開始依次運動，動作緩慢，逐漸活動到關節活動範圍的極限，運動10次。要循序漸進，量力而行，適可而止。

II.逆「8」字操

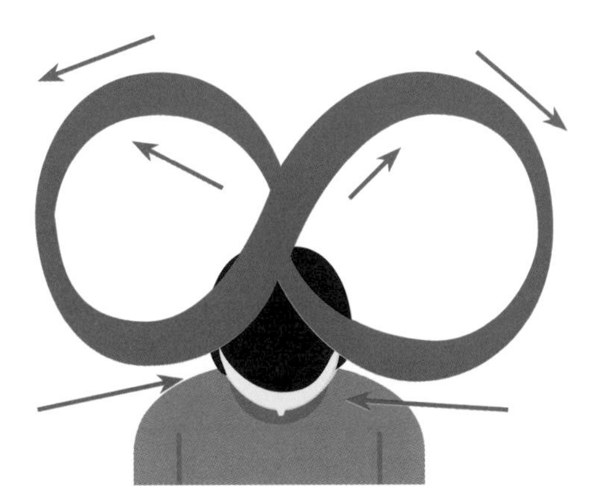

按上圖箭頭所示方向，頭部從居中位置開始依次運動，動作緩慢，逐漸活動到關節活動範圍的極限，運動10次。要循序漸進，量力而行，適可而止。

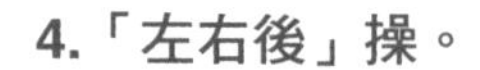

4.「左右後」操。

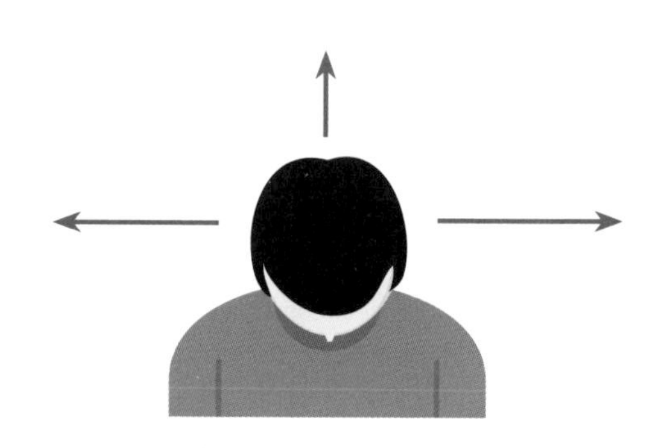

頭部依次按左右後順序活動，做60個循環。

5.俯臥伸頸：俯臥於床，盡力背伸，頸項力抬，腰背力伸，胸腹為基，旋即放鬆，做60次。

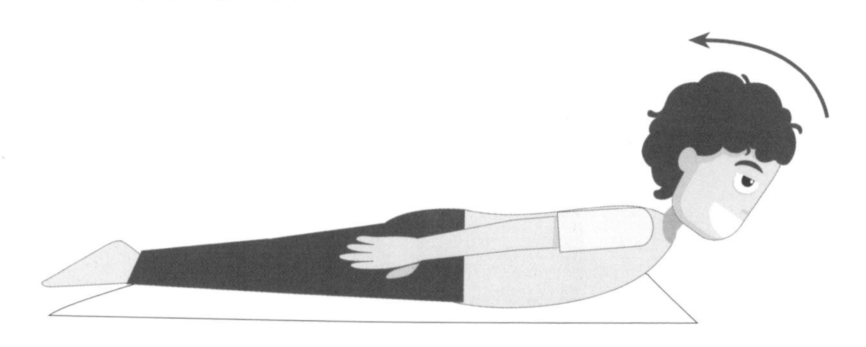

◆頸椎操的理論依據

頸部姿勢不正確會對頸部肌肉、韌帶、關節囊、脊髓、神經根及椎體造成不利影響，久而久之，加速頸椎的退行性病變，導致頸椎病發生。頸椎操通過簡單易行的運動，提高人們保持頸椎正確姿勢的意識，同時使頸椎外在肌群的功能穩定，保持頸椎椎管內生理結構的穩定。

◆頸椎操的適用人群

1.頸椎病患者。

2.低頭伏案工作者。

3.頸部活動少的工作者。

4.電腦操作員。

5.機械動作操作者。

6.高枕臥位休息者。

7.汽車駕駛員。

有空做做腰椎操

與頸椎病高發的社會環境一樣，長時間坐在辦公桌前工作，工作和休息時沒有注意腰部姿勢是否正確，平時又缺乏運動，加上較大的工作壓力和緊湊的生活節奏，腰椎間盤突出症等腰椎病便很常見，但是沒有頸椎病發生機率高。腰椎病中最常見的是腰椎間盤突出症，又名「腰椎間盤纖維環破裂症」，多發於20～50歲的青壯年，尤以重體力勞動者多見。

椎間盤為椎體之間的連接部分，具有穩定脊柱、緩衝震盪等作用。隨著年齡增長及不斷遭受擠壓、牽引和扭轉等外力作用，椎間盤會發生退行性病變而失去其原有的彈性，從而使椎間隙變窄、周圍韌帶鬆弛，導致椎體不穩，這是造成腰椎間盤突出的內因；而外傷及風寒濕邪則是導致本病的外因。本病多發於「腰4至腰5」及「腰5至骶1」之間。筆者參考各類文獻和腰椎的解剖結構，結合自己的實踐經驗，創造了一種簡單易行的腰椎操，具體方式如下。

◆基本招式

1.站立調息：雙腳分開，與肩同寬，意念會腰，放鬆腰背。

2.雙手護腰：雙手互搓，掌心相對，互搓20下，掌心發熱，掌貼腰部，手順腰動。

3.順「○」字操：順時旋腰，力至極量，循環連貫，做60次。

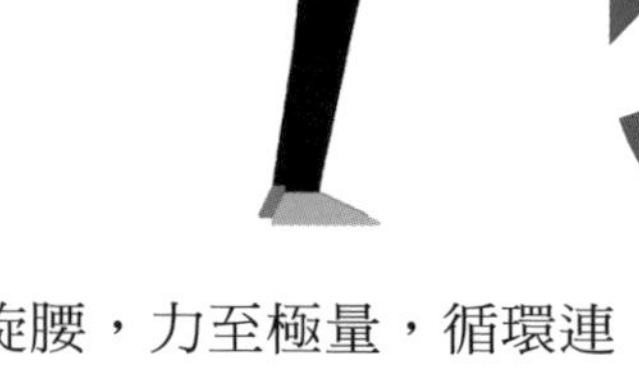

4.逆「○」字操：逆時旋腰，力至極量，循環連貫，做60次。

◆理論依據

腰部姿勢不正確會對頸部肌肉、韌帶、關節囊、脊髓、神經根及椎體造成不利影響，久而久之，加速腰椎的退行性病變，導致腰椎病的發生。腰椎操通過簡單易行的運動，提高人們減少腰部重量負荷的意識，同時使腰椎外在肌群的功能穩定，保持腰椎椎管內生理結構的穩定。

◆適用人群

1.腰椎病患者。

2.腰部活動少的工作者。

3.年齡大於50歲者。

4.電腦操作人員、汽車駕駛員等長期坐位工作者。

5.機械動作操作者。

保健小常識

有空伸伸懶腰

古人養生諸多要訣中有很重要的一條：「常伸懶腰乃古訓，消疲養血又養心。」可見古人對伸懶腰是很熱衷的。

伸懶腰，集深呼吸、擴胸、展腰、舉臂、繃腿等動作於一身，可通暢血脈、活絡筋骨。有意地伸上幾個懶腰，可以令全身舒爽、精神充裕。即使身體本身並未感覺疲勞，伸上幾個懶腰也會讓人神清氣爽，很是享受。

伸懶腰，簡單易行，各年齡段都適宜。在繁重的勞動或久坐、久臥之餘，尤其是長時間辦公的間隙時，舒服地伸上幾個懶腰，不僅能消除疲勞，還可塑身、減肥，輕輕鬆鬆便能收穫健康。

忙裡偷閒打個盹

人體的陰陽處於相對平衡狀態時，才能擁有健康。《素問・生氣通天論》云：「陰平陽秘，精神乃治；陰陽離決，精氣乃絕。」人體陰陽失衡，疾病便會發生。人們從事各類社會活動，必然消耗陰陽真氣，睡眠是恢復陰陽真氣的必要生理活動，睡眠對於人體健康是非常重要的。良好的睡眠有益於養生，能提高身體素質，使人們擁有健康的體魄，享受和諧幸福的生活。

打盹是一種短暫的睡眠，是大腦疲勞後的一種自我保護，提醒我們身體出現疲勞狀況了。如果條件許可，忙裡偷閒打個盹對身體是有好處的。

曾有研究表明，2～5分鐘的打盹，對解除疲勞有驚人的效果，並且有激發鍛煉積極性、提升創造力的作用。哈佛大學心理學博士薩拉·梅德尼克說，打盹和午睡對心臟功能、激素水準的維持和細胞修復都有好處。

如果我們在疲勞的時候能小睡一會兒，就會感覺全身放鬆。當然，如果頻繁地打盹，表明你的身體狀況不良，就要引起重視了。

子午覺

「子午覺」分為「子覺」和「午覺」，堅持睡「子午覺」，可以提高休息品質。

「子時」指23點到凌晨1點這兩個小時。此時為陰陽交會、水火交泰之際，稱為「合陰」。這段時間是一天中陰氣最重的時候，最能養陰，按照「陰主靜、陽主動」的原則，此時人體就應該靜臥。

同時，由於陽氣剛剛開始升發，此時還特別弱，就像剛出生的嬰兒一樣，要好好保護它，此時睡覺能有養陽的作用。陽氣為生命之根本，有溫養臟腑的功效，正所謂「陽強則壽，陽衰則夭」。只要將陽氣養起來了，人體就會強壯，此時睡眠效果最好，能有事半功倍的作用。

午時指11點至13點，也是陰陽交接之時，稱為「合陽」，是一天中陽氣最盛之時，此時養陽效果最好。應注意午休的時間不宜太長，以免影響夜間休息。

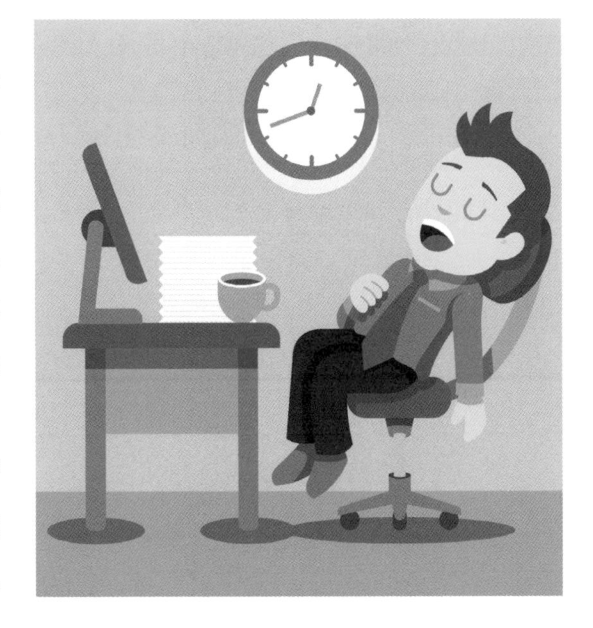

睡眠與體質有關，因人而異。8小時睡眠符合大部分人的需求，但因體質不同，有些人睡眠較少，有些人可能偏多，只要不違背自然界陰陽變化規律的睡眠，都有助於提高身體素質。

一般情況下，睡眠時間在5小時以上，醒來無疲勞感，就不用過於擔心睡眠問題。在睡眠問題上不僅要考慮睡眠時間，更應講究睡眠品質，從某種意義上講，充足的深睡眠乃是健康長壽的根基所在。

喝藥茶，減肥又明目

現代人因為運動減少、食物攝入過多或身體代謝的改變，導致體內脂肪，尤其是甘油三酯積聚過多，從而導致肥胖，大部分肥胖會導致脂肪肝的發生。

由於生活節奏快、壓力大，特別是過多地接觸聲光電媒介，導致過度用眼或「帶病」用眼而造成視疲勞，其中有些是未經校正的輕度屈光不正，有些是眼部輕度疾患；飲食過於精細，導致穀物外皮、胚芽等處的豐富維生素流失，長此以往，導致人體維生素缺乏，可能會出現經常眼睛累、眼睛乾澀、頭疼目脹、視物不清或視物變形、眼部慢性炎症、眼周皮膚病等病症。

長期的肥胖和視疲勞對身體的危害，像血壓高、血糖高不停地攻擊著它的「靶器官」一樣，任其發展下去會積少成多、積勞成疾。開始的症狀可能是脂肪肝、超重、眼部的慢性炎症和神經衰弱症等，發展成重度可表現為肝硬化、心肺功能下降、動脈硬化、青光眼、白內障、眼底病等。

有沒有一種茶療既針對上述兩種常見疾病，又簡單易行呢？那就是降脂養目茶，詳細說明如下。

◆ 降脂養目茶

基本組成：炒決明子8克，何首烏5克，澤瀉5克，生甘草3克。

功效：清肝明目，補益肝腎，潤腸通便，滲濕化痰。

用法：每日1～2份，保溫杯泡服3次，每次300～500毫升，連續服用1個月為1個療程。

現代研究與分析：決明子在本方中為君藥，甘、苦，微寒。歸肝、大腸經，有清熱明目、潤腸通便、降血壓、降血脂的作用；何首烏是蓼科草本植物何首烏的塊根，功效為補肝腎、益精血、烏鬚髮、強筋骨，現代藥理研究表明其有促進造血功能、提高人體免疫功能、降血脂、抗動脈粥樣硬化、保肝、延緩衰老、改善內分泌功能、潤腸通便等作用；澤瀉有利水、滲濕、泄熱的功效，現代研究認為其有降血脂、護肝、降壓、利尿的作用；甘草調和諸藥。諸藥合用有降脂養目的功效。

適用人群：活動量少的辦公室工作者；視疲勞者；高脂血症、脂肪肝、肥胖者；高血壓者；動脈硬化者。

禁忌症：任何茶療都必須在醫生嚴格的辨證基礎上使用，尤其脾胃功能欠佳者應慎用本品，若有某些基礎病時也要小心。

CH9 17：00～22：00 溫馨的家庭生活

留一點時間給自己

很多時候我們迫於生活的壓力，把許多休息時間給了工作，真正留給自己的時間很少。你有多長時間沒有運動了？有多長時間沒有陪家人聊天了？有多長時間沒有和朋友聚會了？有多長時間沒有記起曾經的理想了？

「我們每個人都像小丑，玩著五個球。五個球就是你的工作、健康、家庭、朋友、靈魂。這五個球中只有一個是用橡膠做的，掉下去就會彈起來，那就是工作，另外四個都是玻璃做的，掉了，就碎了。」美國可口可樂公司前CEO布來恩‧迪森曾這樣說。

工作的重要性不言而喻，因為它會帶給我們最現實的利益，最直接的好處，因此我們把大部分時間留給了工作，也因而沒有時間去理會人生的另外四個球。其實，健康是「1」，其餘的都是後面的「0」，輸了健康，即使贏了世界又如何？

人生是一個週期輪回，從無助開始成長，之後成為家庭的支柱，最後再回到無助的狀態，只有親情、友情可以忽視你的能力和名望狀態。在現實和理想的平衡點上，留一點時間給自己吧。

別把工作的煩惱帶回家

有人說家庭好比是一個「感情銀行」，你把歡樂存進去，收穫的是帶利息的歡樂；你把煩惱存進去，回報也自然是更多的煩惱。因此，帶快樂回家，家裡就會充滿歡樂。

如果你在外面受了委屈，回家把一肚子怨氣發洩在家人身上，就會把家人也弄得很難受。因此，把煩惱留在家門前，對家人是絕對必要的。只有當你平心靜氣和家人好好地談談心裡的想法，家人才能理解你，也才能幫你整理思緒、穩定情緒。

因此，切忌什麼事都埋在心裡，卻暗自期望別人瞭解。而當別人不明白時又生氣、失望，有時還將怨氣由其他方面宣洩出來，弄得別人莫名其妙，自己也一肚子氣。

家，應該是最舒服、安全、穩定、快樂的地方，這種快樂、舒服的氣氛需要家裡每個成員一起努力、共同經營才會形成。

我們應該好好想想：自己在外面工作一天回家時，臉上是什麼樣的表情，是生氣、沮喪，還是快樂、開心？如果是前者，那麼在回家之前，最好拋開所有煩惱，帶著快樂進家門。因為你的快樂就是全家人的快樂。如果你帶著怒氣回家，你的情緒也會感染家人，這樣就會使不良情緒惡性循環，給家人和自己都造成極大傷害。

當我們把工作的煩惱留在回家的路上，家就成了溫馨的港灣。

CH10 22：00～23：00 睡前準備

睡前準備七件事

1.刷牙洗臉：睡前刷牙比早晨刷牙更重要，不僅可清潔口腔，並且有利於保護牙齒，對安穩入睡也有幫助。看完電視、使用電腦後，要記得洗洗臉，因為電視和電腦都是有輻射的，長時間觀看會使輻射粒子在我們的皮膚表面停留，睡前洗臉可以把這些輻射粒子和一些灰塵洗乾淨，以清潔皮膚，使睡眠舒適、輕鬆。

2.五指梳頭：古代醫學家探明頭部穴位較多，通過梳理頭髮，能有按摩、刺激作用，能平肝、息風、開竅醒神、止痛明目等。早晚用雙手指梳到頭皮發紅、發熱，可疏通頭部血流，提高大腦思維和記憶能力，促進髮根營養，保護頭髮，減少脫髮，消除大腦疲勞。

3.靜心散步15分鐘：平心靜氣地散步15分鐘，會使血液循環到體表，入睡後皮膚能得到保養。躺下後不看書報、不想事情，使大腦的活動減少，能較快地入睡。

4.喝杯加蜜的牛奶：牛奶中含有促進睡眠的L-色氨酸。睡前1小時喝杯加蜜的牛奶可助眠。蜂蜜有助於整夜保持血糖平衡，從而避免早醒。

5.用熱水泡泡腳：中醫學認為，腳上的60多個穴位與五臟六腑有著十分密切的聯繫。腳是離人體心臟最遠的部分，不容易得到氧分與血液，尤其冬季更容易被寒冷刺激到血管，使血管收縮，供血艱難。足部如果供血不足，會影響到身體其他部位的正常工作。睡前用溫水泡一泡腳，對促進身體血液循環、加速新陳代謝有很多好處。若能養成每天睡覺前用溫水（40～50℃）洗腳、按摩腳心和腳趾的習慣，能有很好的保健效果。

6.開窗通氣：保持寢室內空氣新鮮，風大或天冷時，可開一會兒窗，睡前再關好，有助於提升睡眠品質。注意睡時不要用被蒙頭。

7.睡前動一動：睡覺前，可以躺在床上做一些簡單的小運動，放鬆一下身體，有利於身心健康，還可助眠。以下方法可以一試。

首先，躺在床上，把腿抬起，進行由上往下的按摩。腿持續抬著不要放下，或者L字形貼牆躺著，這個動作可以幫助消除小腿贅肉。

然後平躺，兩腿分別懸在半空90°、45°以及30°的位置，每個角度大約停留30秒至1分鐘，或者你可以堅持的極限。這個動作可幫助大腿塑形。

你還可以趴在床上，兩腿縮在胸前，胸部貼著大腿根，雙手伸直夾在耳朵旁邊，手肘以上到手掌貼在床上，這個動作可以幫助排除宿便。

沐浴的學問

和洗臉、洗腳比起來，洗澡是一種「全面」保持皮膚乾淨、增進身體健康的措施。洗澡的效果與水溫是很有關係的，但又不能籠統地認為熱水比冷水強或涼水比溫水好，而應該根據洗澡的目的、季節和洗澡人的身體狀況，選擇溫度最適宜的洗澡水。

一般人洗澡的目的是清除皮膚表面的污垢。由於生理和環境的原因，人的皮膚表面其實是個積垢納汙的「垃圾場」，汗液、皮脂、灰塵「三位一體」地堆積在皮膚表層，既堵塞皮膚孔隙，又影響儀表容顏。這時，最有效、最簡便的清除方法便是洗澡。

根據洗浴的目的不同，我們可以選擇不同的水溫沐浴：

1.熱水浴：由於人體排出的汗（鹽）和皮脂對熱水有較好的可溶性，所以熱水浴對清除皮膚「垃圾」，效果是最理想的，熱水溫度可在38～40℃，也就是手伸進水時感覺水比身體熱。

2.溫水浴：有些時候，人們洗澡的目的是為了消除疲勞，獲得一種清爽和舒適的感覺；還有些人，因為身體狀況不好，比如心肺功能不佳、皮膚燙傷等，不太適宜洗熱水浴，這兩種情況洗溫水浴較為理想。溫水浴的水溫一般在34℃左右，水溫比皮膚溫度略高，但比體溫低，用手試，稍覺得熱，洗浴時，覺得不冷不熱。一般皮膚病的藥浴也以選用溫水為宜。

3.冷水浴：在夏季，人們常常去游泳，這其實就是自然冷水浴。「冷水」的範圍相對較寬，一般25℃以下皆可稱之。冷水的去汙能力不是太好，但因為取用方便，又有一定的降溫效果，所以夏季選用冷水浴的人是比較多的。

熱水浴、溫水浴和冷水浴都有其獨特的保健功效。熱水浴可引起血管擴張，促進血液循環，減輕肌肉痙攣。溫水浴有一定的鎮靜作用，在溫水裡泡10～15分鐘，特別有利於睡眠。

比較起來，冷水浴的健身效果更為明顯，它能：增強心血管功能，減輕氣管炎和肺氣腫的發病程度，增進消化功能，預防上呼吸道感染、關節炎和肥胖症，等等。當然，冷水浴（包括冬泳）必須遵守「循序漸進」的原則，最好能從夏秋季節開始（這樣可以給人體一個逐漸適應的過程），逐步實施於一年四季；從局部（臉、四肢等）開始，漸漸擴大為全身洗浴。冬季冷水浴，還要盡可能地多做一些準備活動，洗浴的時間以2～5分鐘為宜。

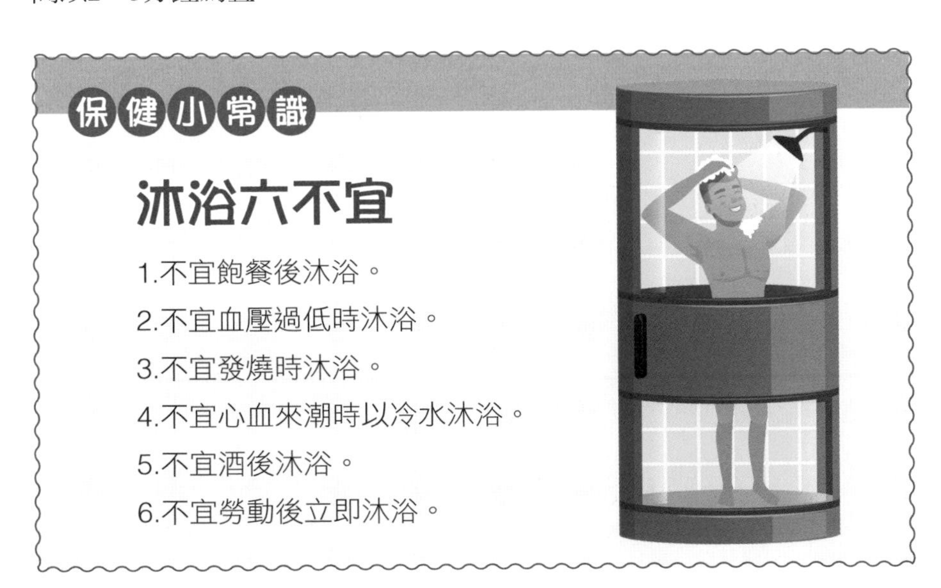

保健小常識

沐浴六不宜

1.不宜飽餐後沐浴。
2.不宜血壓過低時沐浴。
3.不宜發燒時沐浴。
4.不宜心血來潮時以冷水沐浴。
5.不宜酒後沐浴。
6.不宜勞動後立即沐浴。

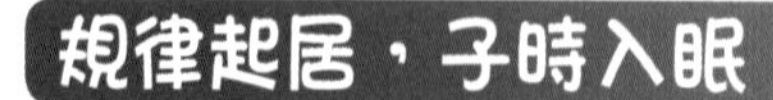

規律起居，子時入眠

一般生活起居，應遵守早睡早起的規律，力求子時能進入沉睡。

中醫認為，睡眠是陽入於陰的生理活動。子時就是夜裡11點到凌晨1點，這個時候是膽經在值班，陽氣開始升發。按照人體的活動規律，該趁這個時候好好睡覺了。因為子時是一天中最黑的時候，天地間的陰氣最重，由於陽氣剛始發，弱陽入寓重陰之中，在陰陽消長生理過程中，陽氣隨時增長，因此，睡覺就可以起到養陽的效果。

陽氣為生命之根本。《素問 生氣通天論》云：「陽氣者若天與日，失其所則折壽而不彰。」張景嶽在《景嶽全書》中也把人之陽氣比作自然界之太陽：「天有一丸紅日，人有一息真陽。」陽氣有生殖發育、激發推動、溫養臟腑、提舉固攝、主持氣化、抵禦邪氣等作用，正所謂「陽強則壽，陽衰則夭。」只要將陽氣養起來了，人體就會健康、強壯。生活中有些人看上去總是精神抖擻、面色紅潤，你去問一下，他的睡眠肯定好，就是因為他把陽氣養起來了。

可見，睡好子時覺對保持人體健康是很重要的。俗語云「少陽不升，天下不明」，膽氣升不起來，就像一天中沒有日出，整個世界都會沉浸在一片黑暗中。所以，最好保證子時前入睡。

有的人可能會說，我知道睡子時覺的好處，可晚上就是睡不著，甚至只有借助安眠藥才能入睡。但安眠藥是個不大友好的「朋友」，長期服用不僅會使人體產生抗藥性，還有可能讓人的記憶力下降，但有些時候規範地使用它還是必要的。當然，最理想的方法是按本書所說的方法靜心養生，出現入睡障礙且必要時才予以藥物治療。

保健小常識

現在面色紅潤的人越來越少，許多人的臉色呈不健康的青白色，這與現代人不良的生活習慣有關。由於工作壓力大，現代人熬夜加班已成為常有的事，這樣會對陽氣造成很大的「殺傷」。因為子時不入睡，陽氣剛冒出一點「火苗」就被你消耗掉了，它就「燃」不起來。沒有陽氣的供養，時間一長，人體的各個器官就會功能異常，疾病也就接踵而至了。為了健康著想，子時還是好好休息吧！

鳴天鼓，開啟心智

「鳴天鼓」是傳統的健腦操，它的具體做法是：雙肘支在桌子上，頭略低，閉雙目，用雙手掌心緊緊按住兩耳孔，然後用兩手中間三指輕擊後頭枕骨，隨即可以聽到「咚咚」的好像擊鼓的響聲。敲擊聲略快些，要有節奏，心中默念數字，敲擊20～30下即可。做完「鳴天鼓」後慢慢睜開眼，收功。

「鳴天鼓」可防治頭暈耳鳴，對清醒頭腦、鎮定情緒有明顯效果。

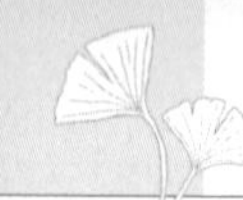

穴位按摩

穴位按摩比較簡單，這裡給大家介紹3個穴位，就是歷代醫家強身治病的三大要穴——足三里、合谷、內關。對此三穴進行按摩，對全身的神經、肌肉、組織、器官可有顯著的興奮作用，有病則治病，無病則強身。

具體方法是每天定時用大拇指或中指分別按壓足三里、合谷、內關穴一次，每穴每次按壓數分鐘，每分鐘按壓15次。詳細說明如下。

1.足三里：足三里穴位於膝關節外膝眼直下四橫指、脛骨旁一橫指處，為足陽明胃經主穴，為四總穴、滋補強壯穴之一，具有調理脾胃、補中益氣、通經活絡、疏風化濕、扶正祛邪之功能。現代科學研究證實，針灸刺激足三里穴，能從X線鋇餐透視中清楚觀察到胃腸蠕動變得有力而規律；能提高多種消化酶的活力，增加食欲，幫助消化，並可增強大腦工作能力，改善心肌功能；增加紅血球、白血球、血色素和內分泌激素含量，提高人體抗病能力；對胃痛、嘔吐、便秘、腹瀉、肝炎、膽囊炎、高血壓、下腹疼痛、癱瘓有良好的防治效果。

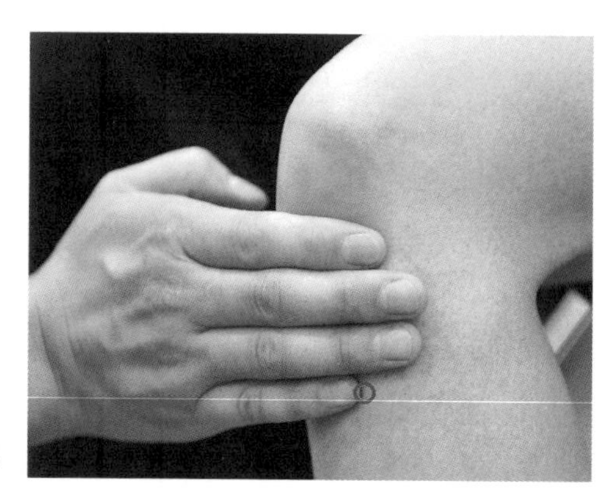

足三里

2.合谷：合谷位於手背面第一、第二掌骨之間，近第二掌骨橈側。屬手陽明大腸經，為四總穴之一，主治頭面部疾患，如頭痛、面癱、五官疾病及高熱抽搐等。

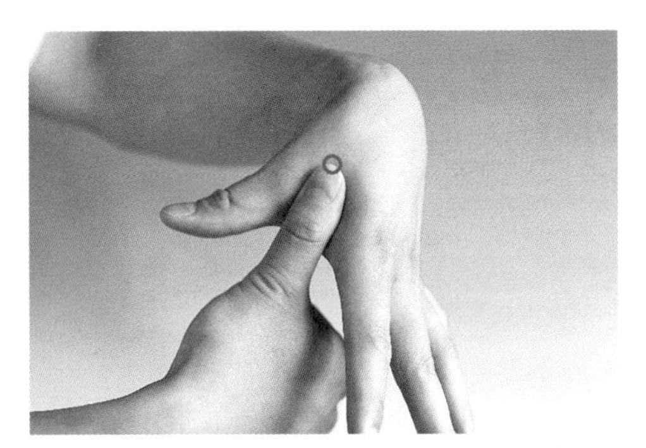

合谷

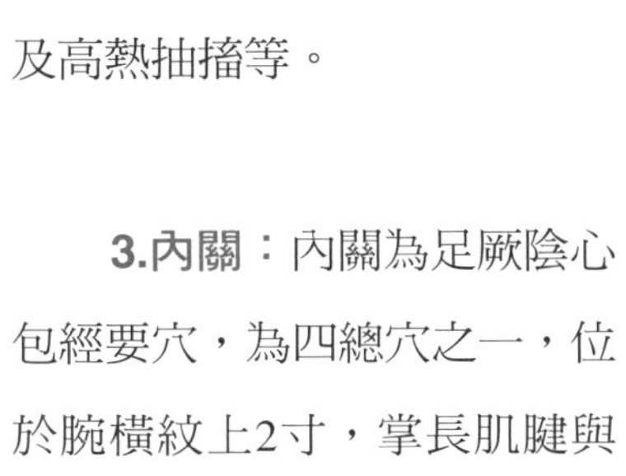

3.內關：內關為足厥陰心包經要穴，為四總穴之一，位於腕橫紋上2寸，掌長肌腱與橈側腕屈肌腱之間，主治心律不齊、高血壓、癲癇、哮喘、胃痛、噁心、嘔吐等。

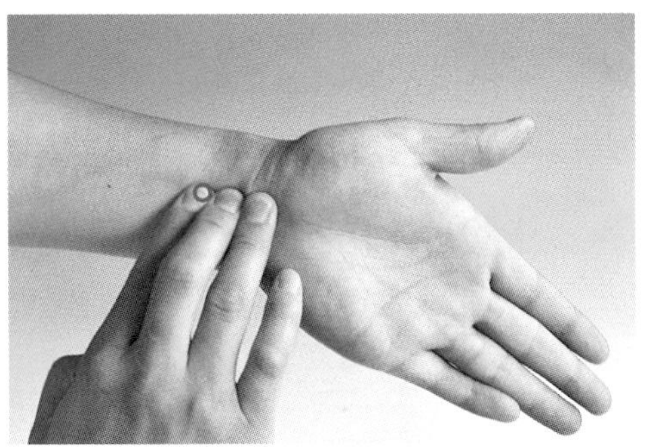

內關

適量飲酒，養生通絡

以下介紹一款養生酒，經過許多人實踐，效果不錯。

◆養生通絡酒

基本組成：制何首烏30克，制黃精30克，炒杜仲20克，枸杞子20克，雞血藤10克，防風10克，炒白朮15克，生甘草5克。

功效：補益肝腎，健脾活血，陰陽雙補，填精益壽。

用法：按上述比例，藥物混合均勻，置入密封罐（瓶）中，以1000毫升高度優質白酒浸泡，半個月後開始服用，每晚服用30毫升左右。連續服用1個月為1個療程。

現代研究與分析：何首烏是蓼科草本植物何首烏的塊根，功效為補肝腎、益精血、烏鬚髮、強筋骨。現代藥理作用表明何首烏能促進造血功能、提高人體免疫功能、降血脂、抗動脈粥樣硬化、保肝、延緩衰老、改善內分泌功能。杜仲、黃精、枸杞子、炒白朮補腎氣，益腎陰，健脾胃。防風、雞血藤祛風活血通絡，甘草調和諸藥。諸藥合用，陰陽雙補，攻補兼施，可以起到養生通絡之功效。

適用人群：用於大多數中老年族群的日常保健；有腰酸痛、關節痛、肢體麻木等不適的人群；神疲乏力、視疲勞等亞健康人群。

寧神可喝靜心茶

養生，主要是快樂養心，但生活中難免有不良情緒產生。當我們出現情緒浮躁和情緒抑鬱、失眠的時候，可以選擇下面這款花草茶。

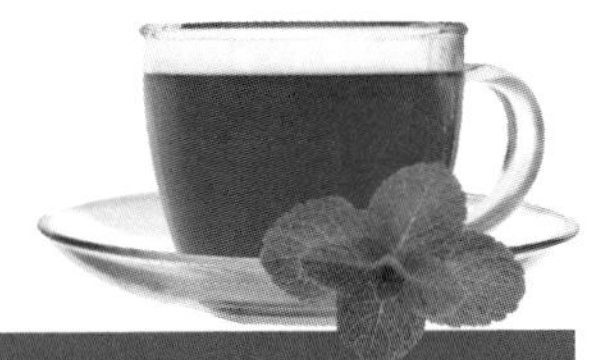

◆寧神靜心茶

基本組成：燈心草1克，淡竹葉、天麻、合歡花、玫瑰花各3克，生甘草2克。

功效：靜心安神，解鬱助眠。

用法：每日1～2份，保溫杯泡服2次，每次300毫升，中飯前和晚飯前飲用。連續服用1個月為1個療程。

現代研究與分析：燈心草為燈心草科植物燈心草的莖髓或全草，性味甘、淡、寒，入心、肺、小腸經，有清心降火的功效；淡竹葉中含有大量的黃酮類化合物和生物活性多糖及其他有效成分，具有優良的抗自由基、抗氧化、抗衰老、降血脂和血膽固醇的作用。天麻入心肝經，有平肝安神增智的功效；合歡花含皂苷、鞣質等，入心、肝經，有安神解鬱的功效；玫瑰花含玫瑰油、槲皮苷、苦味質、沒食子酸、紅色素等，性味甘、微苦、溫，入脾、肝經，有理氣解鬱、和血散瘀的功效。甘草調和諸藥，綜合上述諸藥配合，可具有寧神靜心的功效。

適用人群及功效

・寧神養心：適合工作忙碌者飲用，具有廓清思緒、提神養心、理清思路的功用。

・治療失眠：適合失眠者、睡眠品質差者飲用，有寧神靜心的功效。

・解鬱靜心：適合焦慮症、抑鬱症和情緒不穩定者飲用，有緩解情志抑鬱及焦慮、消除情緒不安及煩躁的功效。

・益智補腦：適合各類腦血管病患者飲用，有緩解頭暈、心煩、頭痛、記憶力下降和反應遲鈍的功效。

・寧心寬胸：適合各類心臟疾病患者飲用，有緩解心臟病患者心悸胸悶、胸痛等症狀的功效。

做養心操，動動手指來養心

俗話說：「十指連心」，就是說我們的手與心是密切相關的，雙手是人體最靈活的器官，也是人類創造各種價值的主要工具。從全息論的角度，雙手也是整個人體的縮影。通過雙手的操練，也可達到靜心養腦、快樂養生的目的。養心操在快樂養生法中占重要位置，詳細介紹如下：

◆養心操基本招式

預備式

寧心靜立：兩腳分開，與肩同寬，垂手直立。

閉目養神：微閉雙目，廓清思緒，調整氣息。

心朝百脈：意念會心，血脈歸心，心主血脈。

雙手預備：緩抬上肢，雙手輕握，與心同高。

第一式：旋腕鬆指

十指互叉：放鬆十指，十指互叉。

旋腕鬆指：以腕帶手，放鬆旋腕，十指互叉，隨腕旋轉，如環無端，順逆各六十次。

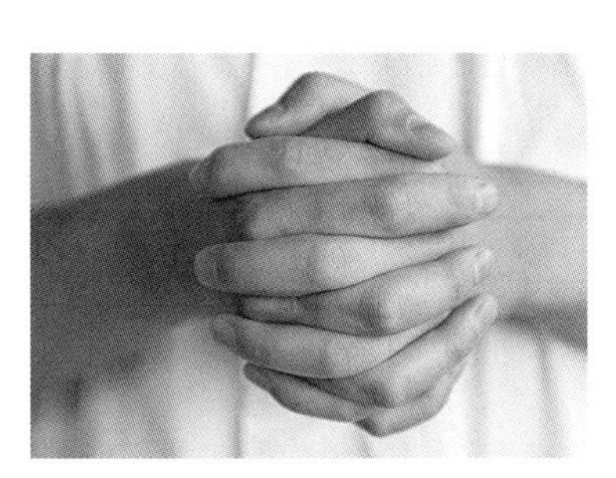

第一式：旋腕鬆指 十指互叉

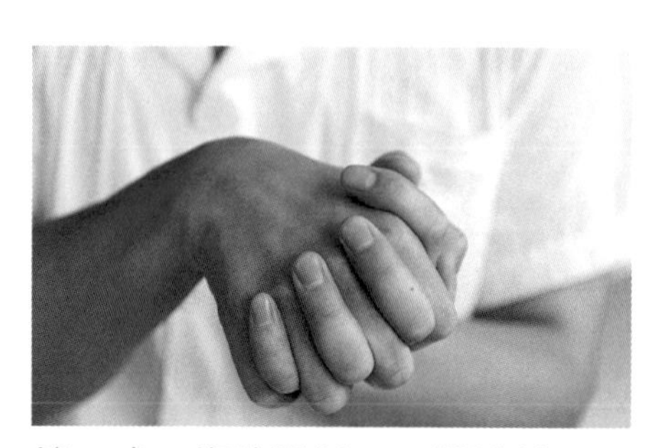
第一式：旋腕鬆指——順時針

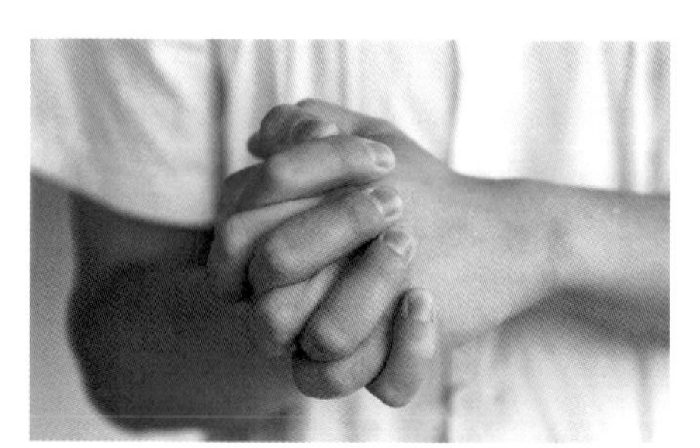
第一式：旋腕鬆指——逆時針

第二式：輕按鬆指

十指相對：雙手放鬆，微展伸指，指尖相對，形如握球。

輕按擠壓：上肢用力，擠按手指，微展手指，指根相觸，力量控制，輕重適宜。

鬆指復形：上肢去力，手指復形，指尖相對，形如握球，休而複始，循環六十次。

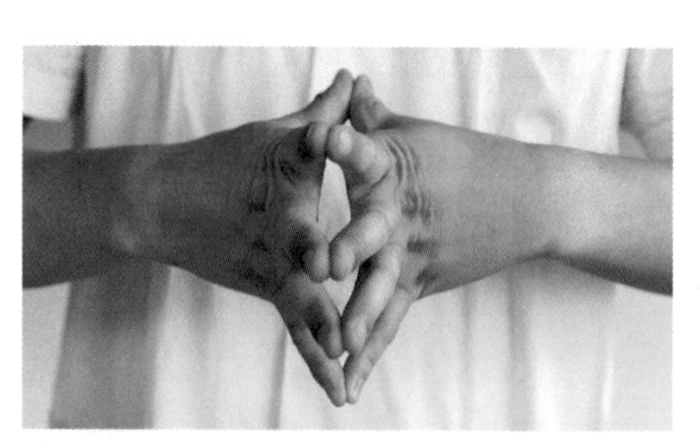
第二式：輕按鬆指——輕按擠壓

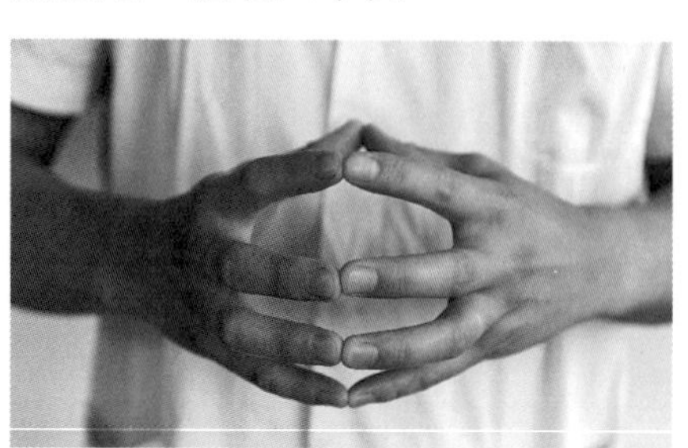
第二式：輕按鬆指——十指相對

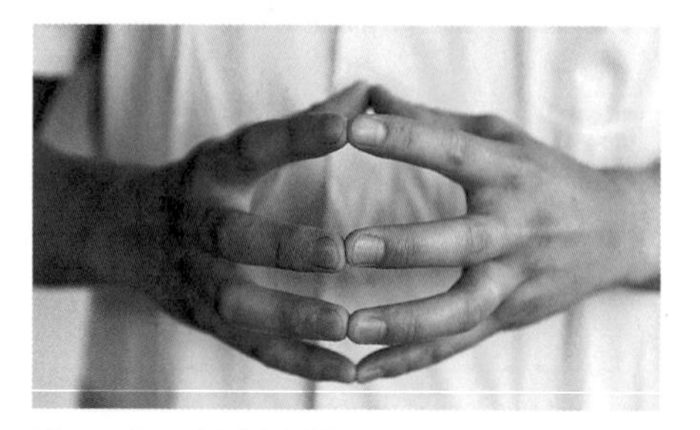
第二式：輕按鬆指——鬆指復形

第三式：循經拔指

左手放鬆，微展五指，右手握拳，力握左指，始自大拇指，終至小拇指，逐指力拔，有條不紊，力握至根，拔伸至分（指瞬間發力拔伸後，手指因慣性分開），左右輪換，各十二次。默念口訣以集中精神：大拇指曰土，食指曰木，中指曰火，環指曰金，小拇指曰水。

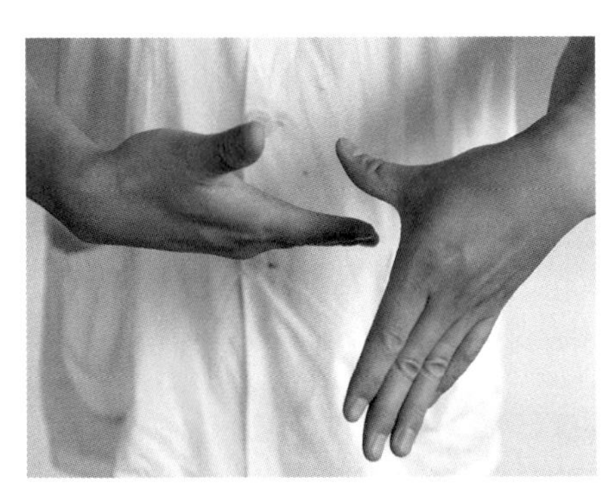

第三式：循經拔指——預備（以大拇指為例）

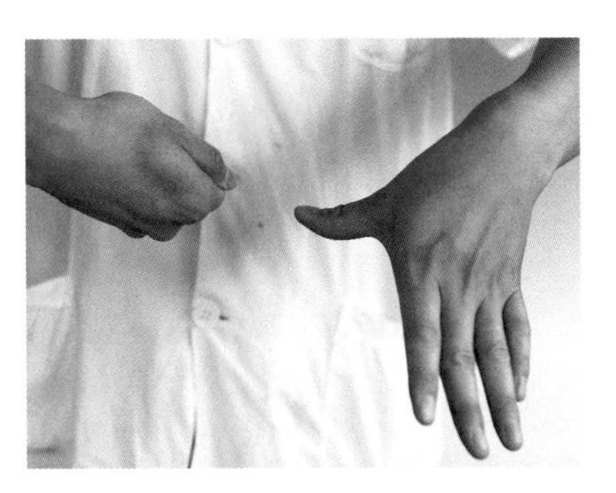

第三式：循經拔指——起式（以大拇指為例）

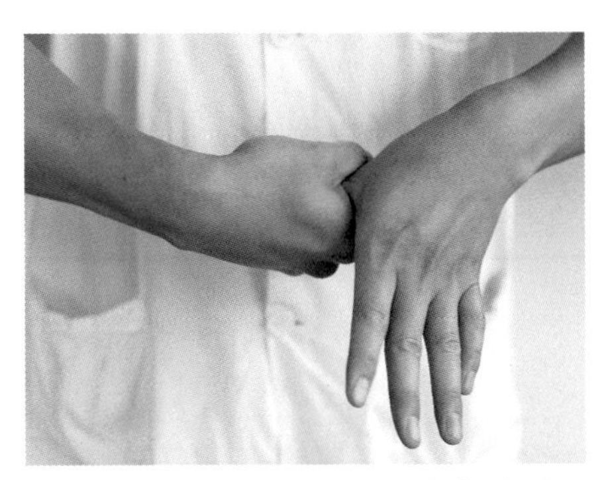

第三式：循經拔指——結束（以大拇指為例）

第四式：拔宣經脈

左手放鬆，微展五指，右手微握，輪拔指尖，始自大拇指，終至小拇指，逐指力拔，有條不紊，位始甲根，拔伸至分，左右輪換，各十二次。默念口訣：大拇指曰土，食指曰木，中指曰火，環指曰金，小拇指曰水。

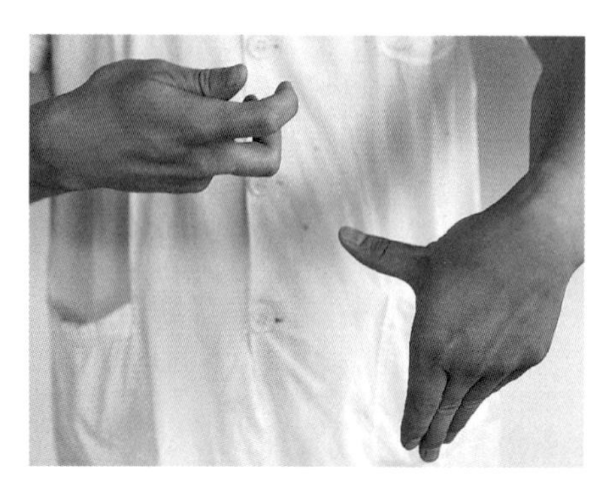

第四式：拔宣經脈——預備（以大拇指為例）

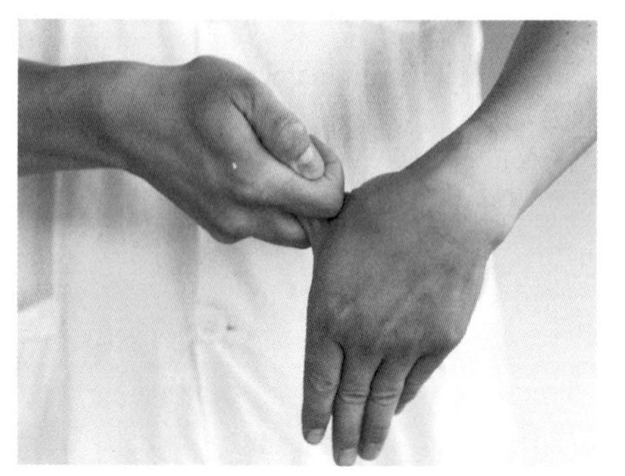

第四式：拔宣經脈——起式（以大拇指為例）

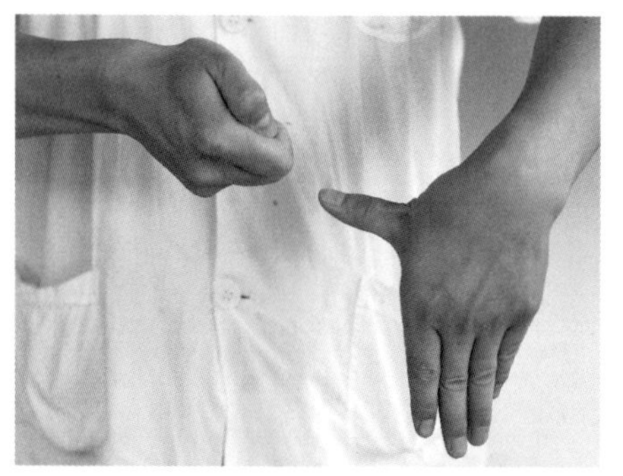

第四式：拔宣經脈——結束（以大拇指為例）

第五式：輪旋大拇

雙手微展，十指互叉，大拇指並列，互為追隨，循環旋轉，如環無端，左旋六十次，右旋六十次。

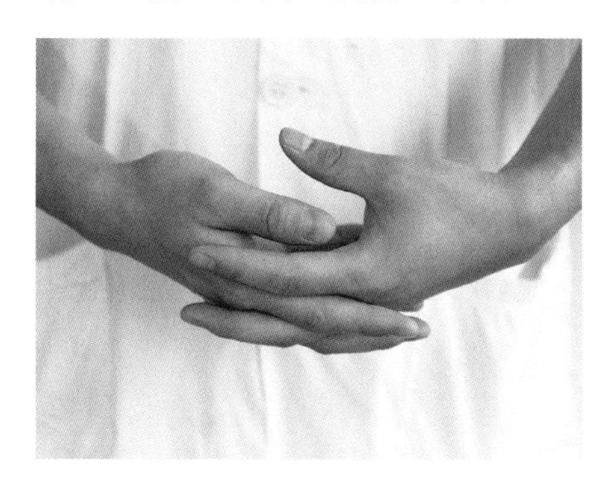

第五式：輪旋大拇——順時針

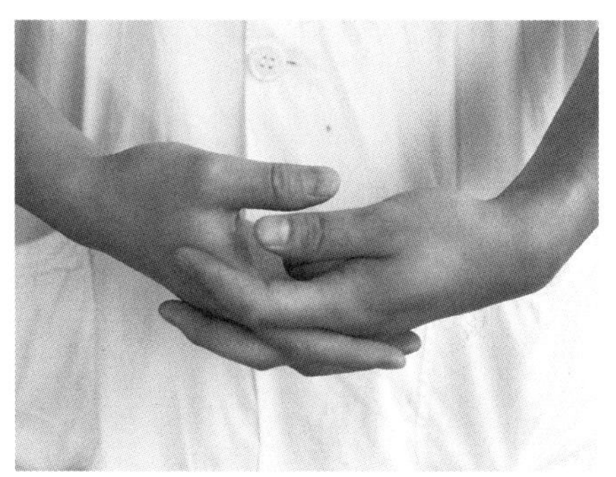

第五式：輪旋大拇——逆時針

第六式：輪握四指

雙手微展，手指輪握，始自小拇指，終至食指，四指全握，手指復展，前後連貫，周而復始，輪握六十，左右同行。

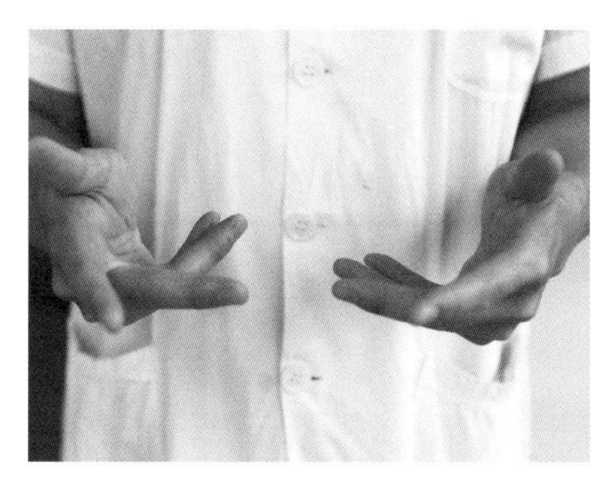

第六式：輪握四指——初

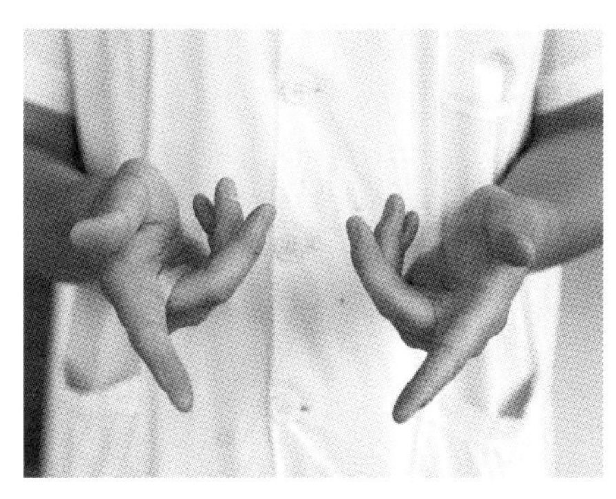

第六式：輪握四指——中

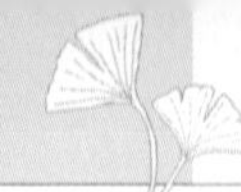

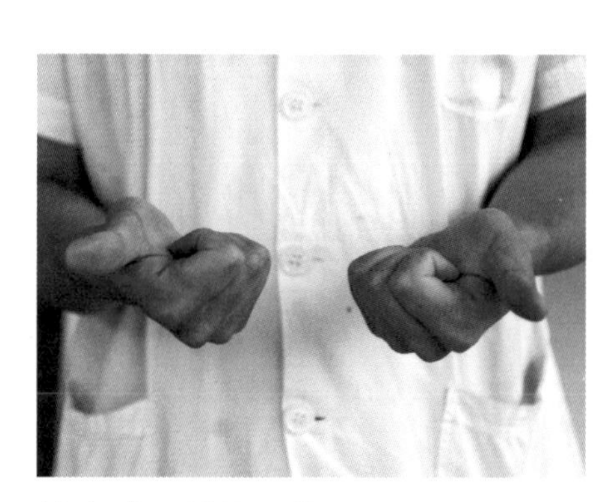

第六式：輪握四指——末

第七式：放鬆收功

雙手微展，十指放鬆，十指相對，形如握球，意念回手，雙掌輕壓，旋即回復，手指放鬆，輕壓六十，開目收功。

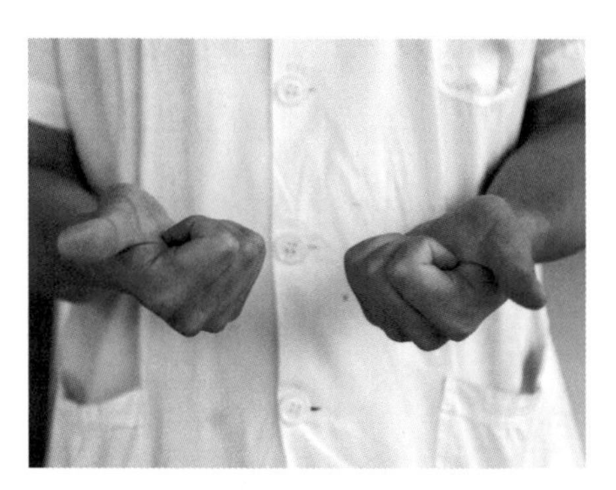

第七式：放鬆收功

◆養心操理論依據

心位於胸腔之內，橫膈之上，外有心包絡裹護，內有孔竅相通。中醫學對心的形態結構也有較明確的記載，如《類經圖翼 經絡》說：「心象尖圓，形如蓮蕊。」在中醫文獻裡，已經把心分為血肉之心和神明之心。血肉之心主血脈，神明之心主神志。如明代醫家李梴在《醫學入門》中說：「有血肉之心，形如未開蓮花，居肺下肝上是也。有神明之心……主宰萬事萬物，虛靈不昧者是也。」

中醫的經絡學說認為，全身12條正經，有6條是從手指通向全身的，對全身氣血的流通運行影響極大。心有主血脈、主神志的主要功能，心在志為喜，喜樂愉悅一般說來對人體具有良性刺激，有益於心主血脈等生理功能，所以《素問 舉痛論》說：「喜則氣和志達，榮衛通利。」

手與大腦的關係十分緊密。大腦皮層是神經系統的最高中樞，是身體一切活動的最高司令部。手部肌肉群的運動，對於大腦皮層有很大的影響。雙手運動可以開發大腦，延緩衰老。「多用手者長壽」，特別是經常手腦並用者多長壽。

◆養心操功效應用

1.寧神養心：有廓清思緒，理清思路的功效。適合健康人群、亞健康人群操練。

2.靈活雙手：有協調手腦運動，使雙手得到充分休息的功效。適合樂器演奏者、精細儀器操作者、外科醫生等用手較多的工作者操練。

3.健運大腦：有提高大腦反應速度，延緩老年癡呆進展，增智補腦的功效。適合老年人、早期老年癡呆患者操練。

4.安神定志：有寧神靜心的功效。適合失眠者、睡眠品質差者、夜間多夢者、夜間驚醒者操練。

5.活血通絡：有活血通絡，經脈暢通的功效。適合周身關節酸痛，尤其上肢酸痛、麻木的患者操練。

6.解鬱寧心：有緩解情志抑鬱、焦慮和心悸、胸悶的功效。適合焦慮症、抑鬱症和心臟疾病患者操練。

清心保健養生枕，睡眠清心又保健

頸椎病是現代社會的多發病，可以有頭暈、肢體麻木等表現，甚至導致癱瘓，嚴重的頸椎病患者可喪失勞動力，甚至危及生命。頸椎病的發生，與不良的生活習慣和工作方式有關。絕大多數頸椎病患者在患病前喜歡枕較高枕頭休息，或者枕頭不合適，破壞了頸椎的正常生理曲度。

睡眠時如使用不合適的枕頭，使後枕部處於最高位，從而使頸椎的正常生理曲度發生變化；市面上也有許多頸椎病治療藥枕，某些也考慮到頸椎的生理曲度問題，但是因產品設計的問題，同樣會使頸椎的正常生理曲度發生變化，導致頸部肌肉緊張，同樣容易導致頸椎病發生。

《顯道經》指出：「枕高肝縮，枕下肺蹇。」即是說，枕過高影響肝脈疏泄，枕過低則影響肺氣宣降。現代科學研究表明，如果長期使用高度不合適的枕頭，使頸椎某處屈曲過度，就會將此處的韌帶、關節囊牽長，日久會造成損傷，導致頸椎失穩，發生關節錯位，進而引起或加重頸椎病。

如果枕頭過低，頭頸勢必過度後仰，前凸曲度加大，使頸椎體前方的肌肉和韌帶過度緊張，時間長了會出現疲勞，甚至引起慢性損傷，加速退行性病變，同時椎弓後方的黃韌帶皺褶向前突入椎管，增加壓迫，而脊髓和神經根反而變短，使椎管內容物的體積增大。反之，如果枕頭太高，頭頸過度前屈，容易引起頸部肌肉、韌帶等部位變形，造成頸椎後方的肌群與韌帶勞損，同時椎管硬膜囊後壁被拉緊，脊髓前移，並對脊髓造成壓迫。

所以，枕頭過低、過高或結構不合理都會對頸部肌肉、韌帶、關節囊、脊髓、神經根及椎體造成不利影響，久而久之，加速頸椎的退行性病變，導致發生頸椎病。

臨床治療首先從調整枕頭的形狀、高度著手，以矯正頸椎生理曲度。因為生理曲度既是頸椎外在肌群發揮其正常功能的保證，又是保持頸椎椎管內生理結構穩定的基礎。人在熟睡後，頸項部肌肉完全放鬆，只靠椎間韌帶和關節囊的彈性來維持椎間結構的正常關係。頸椎的運動都由主動肌肉發動和完成，而拮抗肌是控制和修正運動的。脊柱隨時都要保持一種動態平衡，只要動力線異位就會產生力矩，就需要肌肉的收

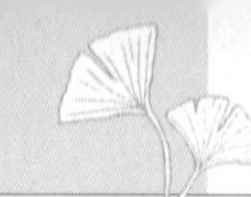

縮將其抵消以保持平衡。頸椎生理曲度的變化是頸椎基礎力學失衡的結果，維持和恢復頸椎生理曲度是預防和治療頸椎病的基礎。

以下介紹一款養生枕，幫助您在睡覺時不知不覺養生。

1.枕頭外形：頸肩部枕體保持頸椎的正常生理曲度，頭部下方枕體保持睡眠舒適性，頭頂部枕體能保暖和通過穴位發揮外用藥物的作用。

2.外用藥物分兩類：

頸部外藥物：石菖蒲、玫瑰花、合歡皮、蒼朮、陳皮、葛根、杜仲、夏枯草各10克，丁香5克。

頭頂部外用藥：天麻、遠志、桂枝、淡竹葉、制首烏各10克，燈心草3克。

3.主要功效：改善睡眠，健腦清心，益腎強身，延緩衰老。

4.適用對象：適合時有頭痛、頭暈、頭昏，失眠，煩躁，神經衰弱疲勞綜合症患者。

5.使用方法：睡眠時使用，2個月換1次外用藥。

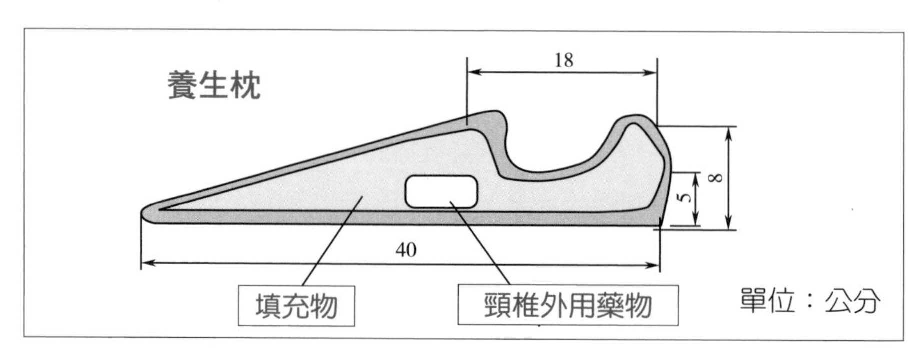

第三篇

養生感悟

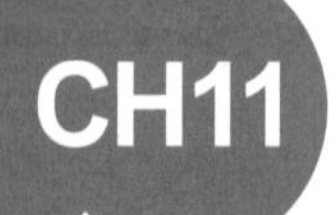

CH11 享受簡易、快樂、有效的養生

快樂地慢跑和開心地吃好

曾多次在健康講座中問聽眾一個問題：「大家覺得自己身體狀況最佳的是哪個年齡段？」很多老年人回憶，身體最佳的年齡段是30歲左右。

養生的目的就是盡可能地保持身體的最佳狀態，所以養生最好從30歲這個年齡段就開始。年輕人可能會說，工作太忙了沒有時間考慮養生，或者說重視養生一段時間好像效果不明顯。養生這個話題，人們年輕時很少重視，而是隨著年齡增大而逐漸重視起來的，好像養生只是老年人的事，各種健康報刊的讀者大多數是老年人，其實這是一個亟待改變的現狀。

養生，其實就是注意生活的調理，讓我們更加健康和快樂。我們主張，任何決策，包括為人處世都要做到6個字：簡易、快樂、有效。當然在養生實踐中也要遵循這個原則。

養生並非高深莫測的理論，而是簡單可行的實際行動。那要怎麼注意生活的調理呢？還是前面提到的20字養生法「寧神定志、生活簡樸、起居有常、合理飲食、適當運動」。

無論採取什麼樣的養生行為，快樂是第一位，健康是終極目的。根據這個原則，我把養生行為轉化成「快樂地慢跑」和「開心地吃好」。換句話說，就是享受簡易、有效、快樂的養生。

「快樂地慢跑」就是每天清晨慢跑30分鐘，速度不能過快也不能過慢，最好在運動結束時心率控制在（170－年齡）次/分左右。講具體點就是30分鐘時間跑3公里左右。慢跑速度可以量化，但慢跑中最重要的是「快樂」兩個字，這需要我們把慢跑的功利性隱藏於其帶來的快樂之後，不要把慢跑看成痛苦不堪的浪費時間的過程，而是要把慢跑當做一種享受。在慢跑的過程中把某些不良情緒想像成空氣和汗水，不開心就會隨著汗水飄散，在運動之後洗個溫水澡，精神煥發地開始一天的工作。

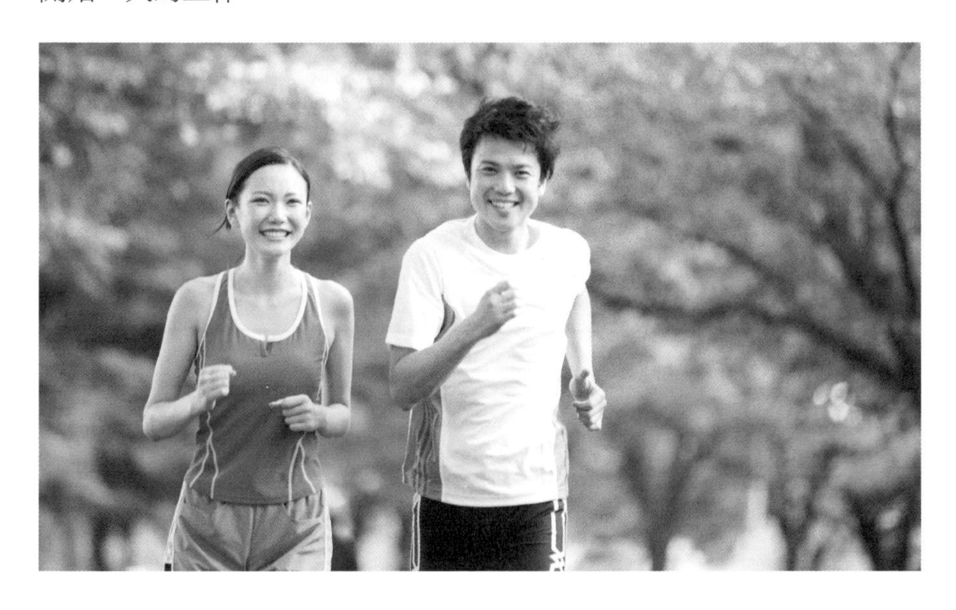

「開心地吃好」就是不要為了某些目的過分刻意地控制飲食。當然根據自身的情況，可以調整一下飲食結構和進食順序。筆者曾因運動減少，體重增加明顯，出現了脂肪肝，於是給自己定下飲食調控方法，具體是蔬菜占60%～70%，葷菜占30%～40%，並且控制每餐的飯量為1.5兩左右，每餐控制在七分飽。偶爾根據體質，加入適當的食療，比如山藥米仁粥、降脂明目茶等。這樣的飲食結構，在減輕體重的過程中沒有絲毫的精神壓力。

通過採取上述養生行為，筆者的生活方式、心理狀態和身體狀況逐漸變得更加健康，體重指數從肥胖下降到正常高限，最大的收穫就是每日可以精神煥發、快樂地生活和工作。

這種養生方法適合絕大多數現代人，尤其是工作壓力大的上班族。

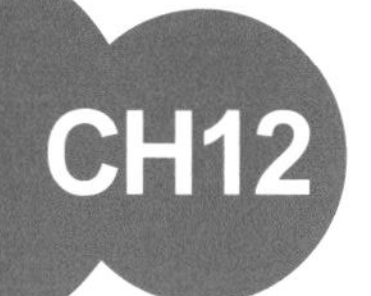

CH12 健康貴在和

天人和、人際和與自我和

「和」的意義，內涵豐富，早在西周，周太史史伯就提出「和實生物，同則不繼」，首次指出「以他平他謂之和」，「和五味以調口」，「和六律以聰耳」。

老子指出：「道生一，一生二，二生三，三生萬物。萬物負陰而抱陽，沖氣以為和。」此「和」包含了和諧、調和、中和、和合等意義。

健康是體格上、精神上、社會上的完全安逸狀態，而不只是沒有疾病、身體不適或不衰弱。那麼，怎樣才能更接近健康呢？

健康貴在和，其中包含了三方面的內容——天人和、人際和與自我和。

天人和：主要是指人與自然之和。

古人早就提出「人與天相應」，「人以天地之氣生」，就是要求人類應去適應自然，而不是對抗自然，「適者生存」是對一切生物與自然界關係的精闢總結。

人生活在宇宙中，氣候的變化，日月的升降，對人的身體健康具有一定的影響。中醫對人與自然的關係一向看得很重，認為自然界存在

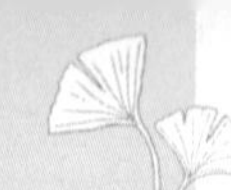

著天地陰陽二氣，上下的感召，相互交錯，因此天有陰陽，地有陰陽，風、寒、暑、濕、燥、火是天的陰陽，木、火、土、金、水是地的陰陽，人在天地的氣交之中，其生理變化和疾病的發生，無不受到自然界的影響。

適宜的自然環境，如潔淨而充足的水源，新鮮的空氣，充沛的陽光，良好的植被以及幽靜秀麗的景觀，對健康大有裨益。

人際和：主要是指與他人和睦相處，建立和諧的人際關係。

人際關係包括朋友關係、戀愛關係、家庭關係、同事關係、上下級關係、個人與集體關係，等等。

人際交往的好與壞與人的心理健康關係十分密切，友好融洽的人際關係使人心情舒暢、精神愉快、情緒穩定、有安全感。大腦皮質血管舒張，保證氧和營養物質的供給，皮下中樞及自主神經系統功能協調，各種腺體分泌正常，使人食欲增加、睡眠良好、精力充沛、思維敏捷、學習和工作效率提高，使人體抵抗力增強。反之，緊張和敵對的人際關係會使人失去安全感，常常處於憂慮、擔心、害怕的狀態，精神上痛苦不堪。

自我和：主要指身體臟腑功能的調和和對自我的接受。

健康人體臟腑的生理功能是互相協調平衡的，它們相互制約、相互依存、相互為用，以經絡為通道，互相傳遞著各種資訊，在精、氣、血、津液的濡養下，形成一個非常協調統一的整體。即使老年人氣血不足、臟腑俱虛時，臟腑之間也同樣互相協調統一，即氣血和、陰陽和、五行和。

古人云：「一陰一陽謂之道，偏陰偏陽謂之疾。」如果臟腑間的平衡失調，就會發生疾病。接受自我就是接受自身所有的優劣特質，接受自己此刻的狀態，從而找到心靈平靜，達到精神上的完全安逸狀態。

當我們深入理解了「和」之於健康的意義之後，向健康這一目標努力的路就比較明朗了。

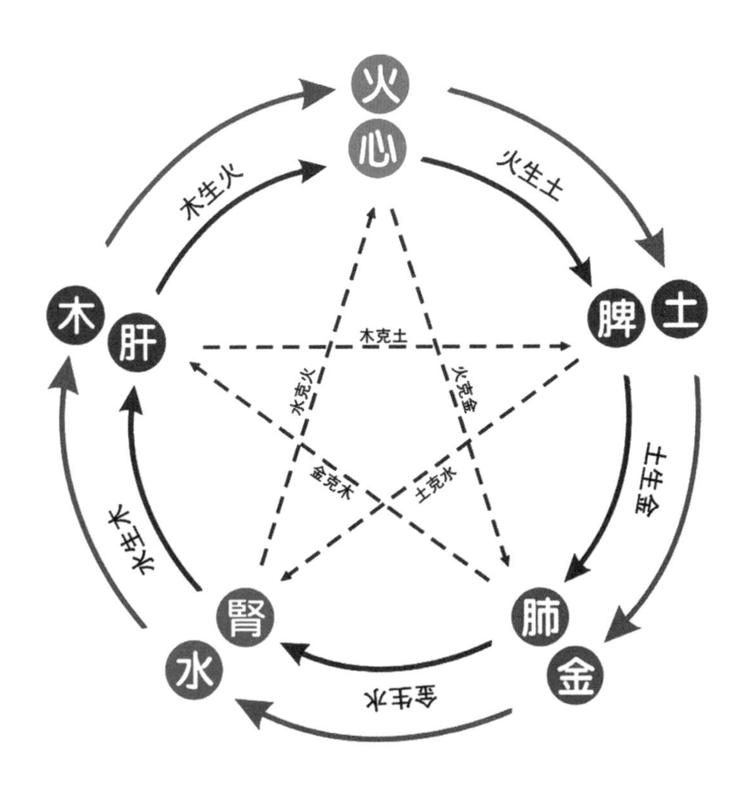

CH13 養生從30歲開始

黃帝內經說的養生時機

時至今日，養生已經是一個日常話題。姑且不論有多少人真的懂養生，但至少可以說明，有很多人覺得需要了。這是好事情，說明大家的生活品質確實是提高了。我們現在要提出一個新的養生觀點：養生從30歲開始。

《素問》開頭第一篇，講的就是養生這件事，提出了人生各個關鍵點的規律，用現代醫學的話說就是生理。

岐伯說：女孩子從7歲開始，身體進入發育週期。

二七，也就是14歲的時候，任脈通，一個月一次的月經開始了，就具備生育小孩的功能了。

三七，也就是21歲的時候，發育進入平穩期。

四七，也就是28歲的時候，身體的生理功能達到頂峰。現代科學也認為，女人在28歲左右生小孩子是最合適的。也是從這個年齡開始，女人要養生了。在這個階段，衰老問題儘管還沒有顯現，但要開始有意識地做這方面的功課了。如果這個階段養生做得比較好，就可以讓身體的巔峰時刻維持得長久一些。

五七，也就是35歲的時候，身體功能衰老的跡象開始顯現，臉色變差，皺紋滋生，開始掉頭髮。養生，這時已經成了一個不能再忽視和等待的課題了。

六七，也就是42歲的時候，面部越發乾枯，白頭髮也開始出現了。

七七，也就是49歲的時候，生理功能進一步衰退，基本上喪失生育功能了。

說完女人，再來說說男人。

男人比女人發育得要晚一些，速度也要慢一些。

岐伯說，男孩子從8歲開始，身體進入發育週期。

二八，也就是16歲的時候，精氣爆滿，有生育的功能了。

三八，也就是24歲的時候，發育到達平穩期，相比女子，男子達到同一個階段整整晚了3年。

四八，也就是32歲的時候，男人的生理功能達到頂峰，也就是說，從這個時候，也要開始養生了。

五八，也就是40歲的時候，腎氣開始衰退，頭髮開始掉落，牙齒也開始鬆動了，要注意補腎了。

六八，也就是48歲的時候，衰老更加明顯，鬢髮開始變白。

七八，也就是56歲的時候，肝腎功能，精氣都不行了，各個「零件」開始破損。

八八，也就是64歲的時候，頭髮、牙齒都開始不行了。腎是儲藏五臟六腑精氣的地方，要五臟都健康有力，腎才有源源不斷的精力提供給身體。如果五臟都衰了，緊跟著頭髮、牙齒什麼的都不行了，更不要說生育了。

岐伯的論述明確地告訴我們，養生開始的科學年齡——女子28歲，男子32歲。

再簡化一下，養生以30歲開始！

保健小常識

養生從30歲開始

女子28～35歲，注重「保」，35歲之後，注重「養」。

男子32～40歲，注重「保」，40歲之後，注重「養」。

CH14 四季養生提要

中醫學的經典著作《黃帝內經》早已指出四季養生的方法，這些方法都是要求人們遵循四季陰陽消長的規律進行養生。本篇就以《黃帝內經》原文為基礎，說說四季如何養生。

春天如何養生？

春天是陽長陰消的開始，春天主生，肝氣內應，「一年四季春為首，五臟春季肝當令」，春季應當以養肝為首，肝主疏泄，神志方面應以欣欣向榮為主，要保持心情舒朗。如果春天傷了肝氣，就會降低適應夏天的能力。

《黃帝內經》提出：「春三月……夜臥早起，廣步於庭，披髮緩形，以使志生……」

1.生活起居方面：春季睡眠時間不要太長，要養成晚睡早起的習慣。那麼晚睡早起要怎麼定義呢？結合古代醫家的經驗，早起也不要早於雞鳴的時段，即不要在5點之前起床，晚睡不要晚於半夜子時，即不要在晚上11點後再睡，否則，會對人體健康不利。

那為什麼要晚睡早起呢？人體陽氣的生發和閉藏的狀態是與睡眠密切相關的，當我們清醒時，陽氣行於表、行於外；當我們入睡時，陽氣行於內、行於臟。因此，要想使人體的陽氣像自然界的陽氣一樣能夠生發，就要減少睡眠時間，睡眠過多，極易使人體的陽氣鬱滯體內，不利於「春夏養陽」。同時要記住「春捂秋凍」這句話，即注意適當保暖。

2.運動方面：要在空氣流通的環境中進行有氧運動，如做操、散步、踏青、打球、放風箏、釣魚、賞花、慢跑、打太極拳等，讓身體吐故納新，使筋骨得到舒展，同時要注意情志的調節，保持積極向上的心態。

3.飲食方面：要選甘、辛、溫之品，清淡可口，儘量不要吃油膩、生冷、黏硬的食物。由於春季人體新陳代謝加快，因此應多選用既升發又富營養之品，如黃豆芽、綠豆芽、豆腐、豆豉、大麥、小麥、大棗、瘦肉、魚類、蛋類、花生、黑芝麻、蜂蜜之類；還要多吃些新鮮蔬菜，如春筍、春韭、油菜、菠菜、芹菜、薺菜、馬蘭菜、枸杞頭、香椿頭等。

夏天如何養生？

夏天是陽長陰消的極期，夏天主長，萬物茂盛，心氣內應，養生應以養心為主。因為夏天屬陽，陽主外，所以汗多，要使「氣得泄」，就要求應當汗出時就汗出，否則會傷及心氣，秋天的適應能力也會下降，容易得呼吸方面的一些疾病。

《黃帝內經》提出：「夏三月……夜臥早起，無厭於日，使志無怒，使華英成秀，使氣得泄，若所愛在外……」

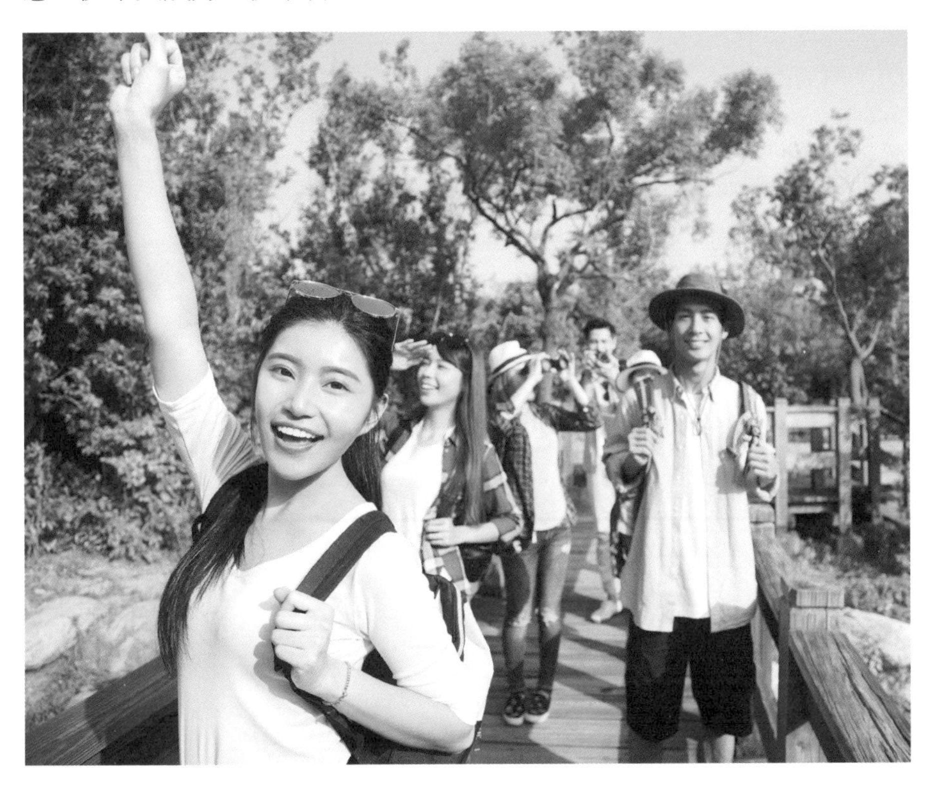

1.生活起居方面：要養成早起的習慣，多到戶外活動，適量出汗，不要怕陽光，同時心情要保持愉快。根據「春夏養陽」的原理，適當減少夜間睡眠時間，睡眠過多易使人體的陽氣鬱滯體內。

在使用空調時要注意，不要頻繁出入於有空調的環境，空調的溫度不能調得太低，這樣有助於人體的營衛調和，符合「春夏養陽」的原理。

2.運動方面：要適當進行有氧運動，運動量要比春天略小，可以採用意念運動法，應適當出汗，但也要注意不要運動到大汗淋漓，尤其三伏天時，要注意避免中暑。將不良情緒排解掉，意念中想像不良情緒及物質隨汗水而逝去，同時要注意情志的調節，保持積極向上的心態。運動前後要特別注意水分和電解質的補充。

3.飲食方面：要選甘、涼、淡滲之品，清淡可口，避免食用生冷、滋膩食物，多吃些新鮮蔬菜和避暑食品，如綠豆、荷葉等，採用清心、調節情緒和失眠方面的食療，可以適當服用一些含蓮子心、燈心草的茶療方。

秋天如何養生？

秋天是陰長陽消的時候，天氣由熱轉涼，由於晝夜溫差增大，也是人們發病較多的時節。秋要以養陰為主，顧護肺氣。秋天主收，萬物收斂，肺氣內應，養生應以養肺為主。適當收斂神氣，否則容易傷肺氣而降低適應冬天的能力，到了冬季容易得腹瀉等消化不良的疾病。

《黃帝內經》提出：「秋三月……早臥早起，與雞俱興，使志安寧，以緩秋刑，收斂神氣……」

1.生活起居方面：要早睡早起，適當增加睡眠時間。在秋季要遵循人體生物時鐘的運行紀律，養成深度睡眠習慣，最關鍵的是要讓神志安寧，寧心收志，用平和的心態對待一切事物，以順應秋季收斂之性。

秋季由於陽氣弱、陰氣長，腸胃的抵抗能力下降，病菌易乘虛而入，損傷脾胃，導致腸胃疾病，因此脾胃功能欠佳的人要特別注意腹部保暖，及時增減衣服。立秋之後，晝夜之間的溫差加大，不宜赤膊露體，也不宜穿得太多、太暖。

2.運動方面：俗語說「秋乏春困」，秋天是人體的精氣都處於收斂內養的階段，運動應順應這一原則，即運動量不宜過大，切勿大汗淋漓，以防出汗過多造成陽氣耗損。運動宜選擇輕鬆平緩、運動量不大的項目，循序漸進地進行，在身體微熱、尚未出汗時就停止，以使精氣內斂，不使陽氣外耗。有序、科學的運動養生，有助於提高人體的抵抗力。

3.飲食方面：要注意適量，避免過量，飲食上有「秋宜溫」、「宜潤」的主張，應當避免多吃性偏涼和寒性的食物，可以多吃一些溫性食物，當然也要注意潤燥。可以服用一些清補的食品，如百合、山藥、栗子、藕、白扁豆、芝麻、蜂蜜、杏仁、乳品等柔潤食品。要儘量少食或不食辣椒、蔥、薑、蒜、胡椒等燥熱之品，少吃油炸、肥膩食物，以防加重秋燥症狀。還要少量頻飲開水、淡茶、果汁、豆漿、牛奶等流質食物。

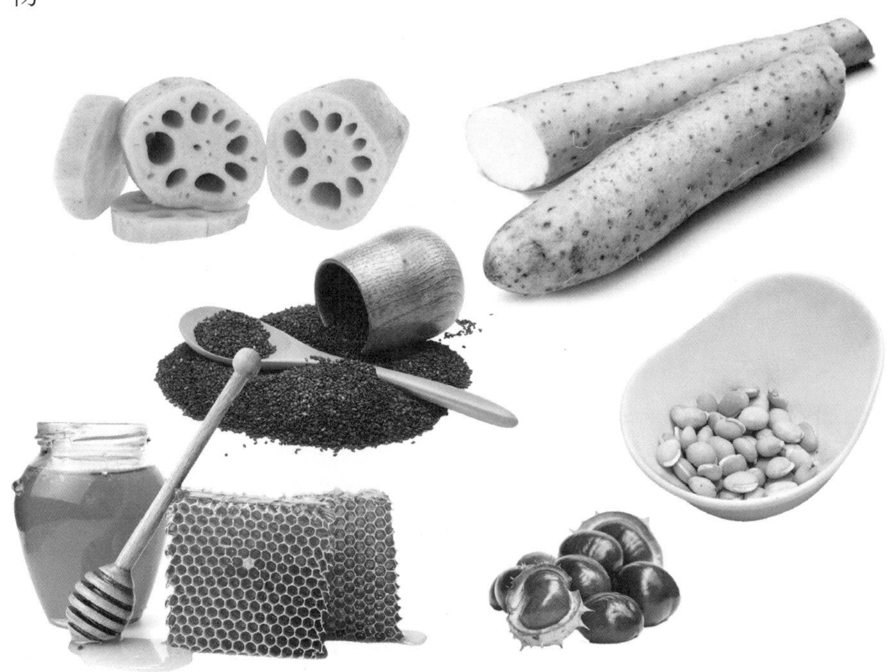

冬天如何養生？

冬天是大地收藏、萬物皆伏的時節，冬主藏，腎氣內應，養生應以養腎為主，否則容易傷腎氣，降低適應春天的能力，到了春天容易得關節方面的疾病。

《黃帝內經》提出：「冬三月……早臥晚起，必待日光，使志若伏若匿……去寒就溫，無泄皮膚……」

1.生活起居方面：要精神內守，不要過多耗散陽氣，運動勞作不能過度出汗，平時多曬曬太陽。「寒從腳下生」，要注意雙腳的保暖。

2.運動方面：俗話說，「冬天動一動，少生一場病；冬天懶一懶，多喝藥一碗。」進行有氧運動，達到微有汗出，略有氣短、肌肉酸痛的狀態，才能夠調節代謝，改善心肺功能，提高身體的抗病能力。或者每天堅持步行半小時以上，活動雙腳。早晚堅持搓揉腳心，以促進血液循環，有空的時候動動腳趾，練習用二趾和三趾夾東西，站立時用腳趾練習抓地，均能有健脾養胃的作用。

3.飲食方面：基本原則是保陰潛陽，多食甲魚、藕、白木耳、芝麻、核桃等食物，及黑米、黑豆、黑芝麻、黑木耳、黑棗、烏雞等黑色食品，黑色食品具有補腎的功效，冬天應多吃；「冬吃蘿蔔夏吃薑，不勞醫生開藥方」，因為蘿蔔具有很強的行氣功能，還能止咳化痰、除燥生津、清涼解毒，加之冬季進補較多，易礙脾胃功能，所以冬季可以考慮適當食用。

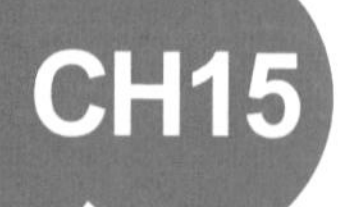

體質與養生

你瞭解你的體質嗎？

有些人怕冷，有些人怕熱，有些人很容易上火，有些人怎麼吃辣也不上火，其中的原因是什麼？簡單地說，就是每個人的體質不同。

體質的判別是維護健康的第一步，也是中醫養生的基礎。

人的體質可以分為平和質、氣虛質、陽虛質、陰虛質、痰濕質、濕熱質、血瘀質、氣鬱質、特稟質等9個類型。

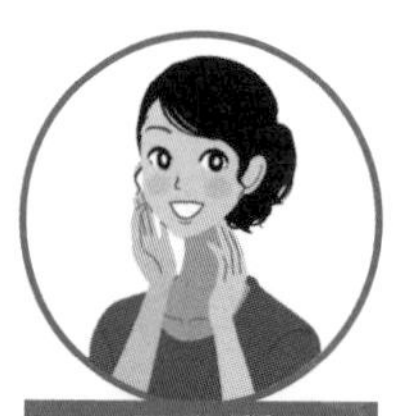
平和質

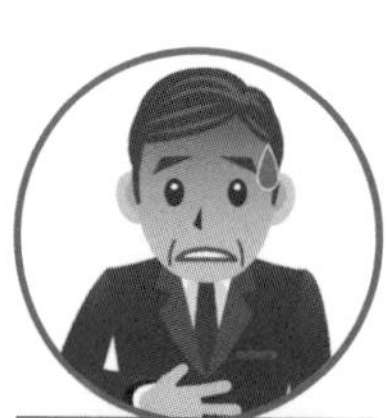
氣虛質

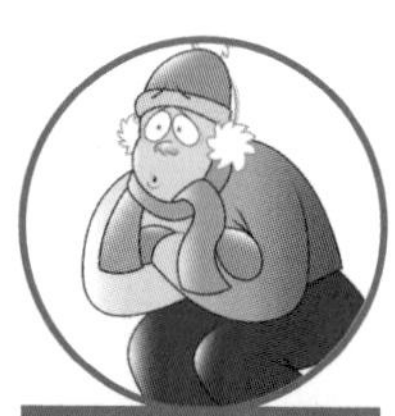
陽虛質

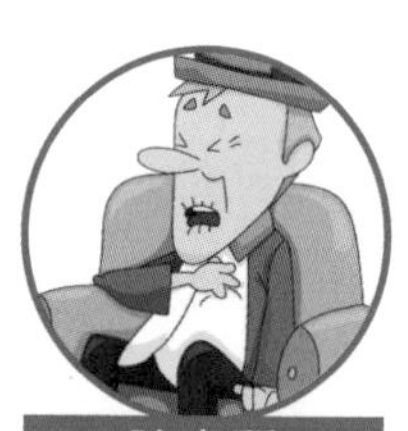
陰虛質

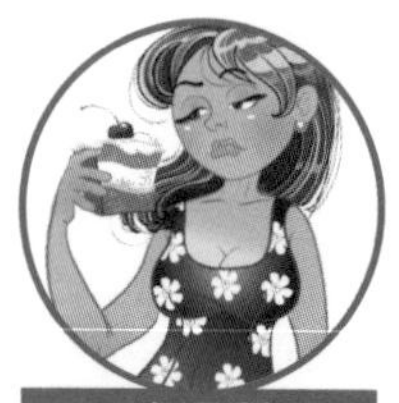
痰濕質

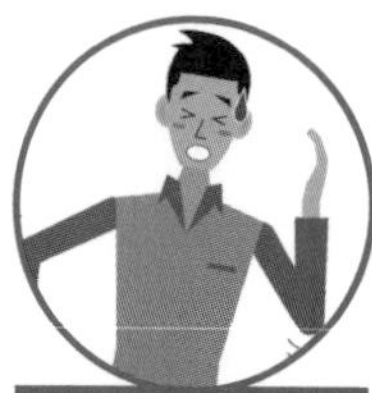
濕熱質

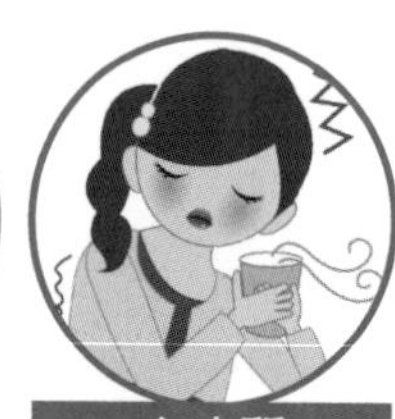
血瘀質

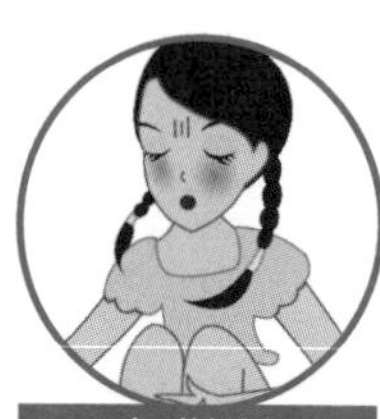
氣鬱質

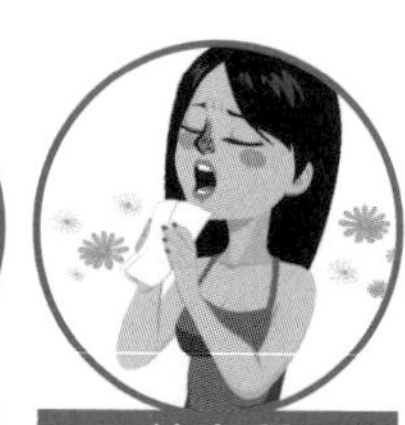
特稟質

1.平和質（A型）

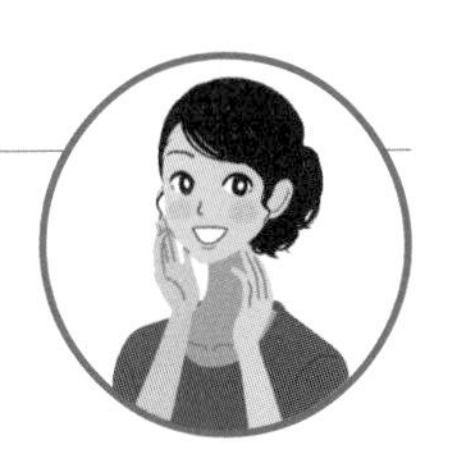

總體特徵：陰陽氣血調和，以體態適中、面色紅潤、精力充沛等為主要特徵。

形體特徵：體形勻稱健壯。

常見表現：面色、膚色潤澤，頭髮稠密有光澤，目光有神，鼻色明潤，嗅覺通利，唇色紅潤，不易疲勞，精力充沛，耐受寒熱，睡眠良好，胃納佳，二便正常，舌色淡紅，苔薄白，脈和緩有力。

心理特徵：性格隨和開朗。

發病傾向：平素患病較少。

對外界環境適應能力：對自然環境和社會環境適應能力較強。

2.氣虛質（B型）

總體特徵：元氣不足，以疲乏、氣短、自汗等氣虛表現為主要特徵。

形體特徵：肌肉鬆軟不實。

常見表現：平素語音低弱，氣短懶言，容易疲乏，精神不振，易出汗，舌淡紅，舌邊有齒痕，脈弱。

心理特徵：性格內向，不喜冒險。

發病傾向：易患感冒、內臟下垂等病；病後康復緩慢。

對外界環境適應能力：不耐受風、寒、暑、濕邪。

3.陽虛質（C型）

總體特徵：陽氣不足，以畏寒怕冷、手足不溫等虛寒表現為主要特徵。

形體特徵：肌肉鬆軟不實。

常見表現：平素畏冷，手足不溫，喜熱飲食，精神不振，舌淡胖嫩，脈沉遲。

心理特徵：性格多沉靜、內向。

發病傾向：易患痰飲、腫脹、泄瀉等病；感邪易從寒化。

對外界環境適應能力：耐夏不耐冬；易感風、寒、濕邪。

4.陰虛質（D型）

總體特徵：陰液虧少，以口燥咽乾、手足心熱等虛熱表現為主要特徵。

形體特徵：體形偏瘦。

常見表現：手足心熱，口燥咽乾，鼻微乾，喜冷飲，大便乾燥，舌紅少津，脈細數。

心理特徵：性情急躁，外向好動，活潑。

發病傾向：易患虛勞、失精、不寐等病；感邪易從熱化。

對外界環境適應能力：耐冬不耐夏；不耐受暑、熱、燥邪。

5.痰濕質（E型）

總體特徵：痰濕凝聚，以形體肥胖、腹部肥滿、口黏苔膩等痰濕表現為主要特徵。

形體特徵：體形肥胖，腹部肥滿鬆軟。

常見表現：面部皮膚油脂較多，多汗且黏，胸悶，痰多，口黏膩或甜，喜食肥甘甜黏，苔膩，脈滑。

心理特徵：性格偏溫和、穩重，多善於忍耐。

發病傾向：易患消渴、中風、胸痹等病。

對外界環境適應能力：對梅雨季節及濕重環境適應能力差。

6.濕熱質（F型）

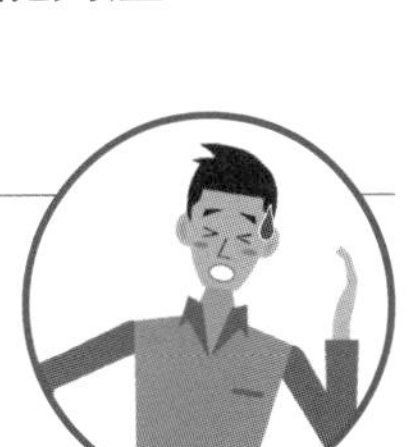

總體特徵：濕熱內蘊，以面垢油光、口苦、苔黃膩等濕熱表現為主要特徵。

形體特徵：形體中等或偏瘦。

常見表現：面垢油光，易生痤瘡，口苦口乾，身重困倦，大便黏滯不暢或燥結，小便短黃。男性易陰囊潮濕，女性易帶下增多，舌質偏紅，苔黃膩，脈滑數。

心理特徵：容易心煩急躁。

發病傾向：易患瘡癤、黃疸、熱淋等病。

對外界環境適應能力：對夏末秋初濕熱氣候，濕重或氣溫偏高環境較難適應。

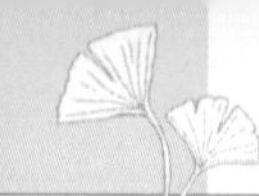

7.血瘀質（G型）

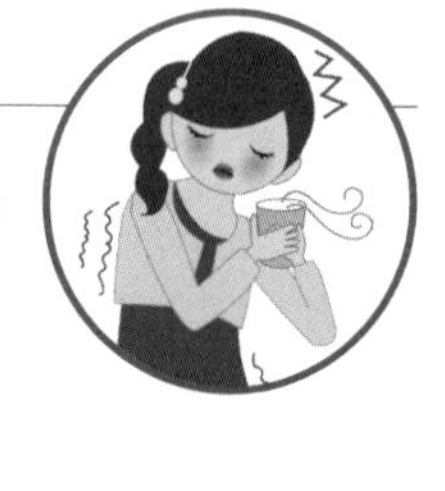

總體特徵：血行不暢，以膚色晦黯、舌質紫黯等血瘀表現為主要特徵。

形體特徵：胖瘦均見。

常見表現：膚色晦黯，色素沉著，容易出現瘀斑，口唇黯淡，舌黯或有瘀點，舌下絡脈紫黯或增粗，脈澀。

心理特徵：易煩，健忘。

發病傾向：易患癥瘕及痛證、血證等。

對外界環境適應能力：不耐受寒邪。

8.氣鬱質（H型）

總體特徵：氣機鬱滯，以神情抑鬱、憂慮脆弱等氣鬱表現為主要特徵。

形體特徵：瘦者為多。

常見表現：神情抑鬱，情感脆弱，煩悶不樂，舌淡紅，苔薄白，脈弦。

心理特徵：性格內向不穩定、敏感多慮。

發病傾向：易患臟躁、梅核氣、百合病及鬱症等。

對外界環境適應能力：對精神刺激適應能力較差；不適應陰雨天氣。

9.特稟質（I型）

總體特徵：先天失常，以生理缺陷、過敏反應等為主要特徵。

形體特徵：過敏體質者一般無特殊；先天稟賦異常者或有畸形，或有生理缺陷。

常見表現：過敏體質者常見哮喘、風團、咽癢、鼻塞、噴嚏等；患遺傳性疾病者有垂直遺傳、先天性、家族性特徵；患胎傳性疾病者具有母體影響胎兒個體生長發育及相關疾病的特徵。

心理特徵：隨稟質不同情況各異。

發病傾向：過敏體質者易患哮喘、蕁麻疹、花粉症及藥物過敏等；遺傳性疾病如血友病、先天愚型等；胎傳性疾病如五遲（立遲、行遲、髮遲、齒遲和語遲）、五軟（頭軟、項軟、手足軟、肌肉軟、口軟）、解顱、胎驚等。

對外界環境適應能力：適應能力差，如過敏體質者對易致過敏季節適應能力差，如冬季，易引發宿疾。

要明確地將體質分類還是有一定的難度，因為人的體質並非非此即彼，大多數混雜在一起，就好像我們判斷一個人內向還是外向一樣，不是涇渭分明的。但有一點是有意義的，即是通過上述介紹，初步瞭解自己的體質狀況還是有可能的。

各類體質養生要點

結合個人經驗和文獻資料，現將各種體質的養生要點總結如下：

1.平和質

平和體質日常養生應採取中庸之道，吃得不要過飽，也不能過饑，冷熱食物適度。平時多吃五穀雜糧、蔬菜瓜果，少食過於油膩及辛辣之物。運動上，年輕人可選擇一些強度大的運動，比如跑步、打球，老年人則適當散步、打太極拳等。這一類人群只要注意養護保持即可，屬於較健康人群。

2.氣虛質

飲食調理：常用補氣的食物有小米、粳米、糯米、扁豆、花菜、胡蘿蔔、香菇、豆腐、馬鈴薯、紅薯、牛肉、兔肉、雞肉、雞蛋等。這些食物都有很好的健脾益氣作用。少食具有耗氣作用的食物，如檳榔、空心菜、生蘿蔔等。

藥物調理：常用的補氣藥物有人參、黃芪、西洋參、太子參、黨參、茯苓、白朮、山藥、靈芝、大棗等。平時也可適當服用一些有補氣功效的中成藥，如補中益氣丸。

運動及自我調理：根據自己的體能，可選一些傳統的健身方法，如太極拳、太極劍等。不宜做大負荷運動和出大汗的運動，忌用猛力和長久憋氣。平時可按摩足三里穴。

推薦食療

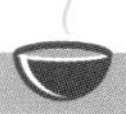

小米山藥粥

原料： 小米100g、山藥50g。

做法： 小米洗淨，山藥洗淨刮皮切成丁，加水同煮粥。

功效： 補益心腎、健脾和胃。

適用人群： 氣虛質、脾腎兩虛，出現食少乏力，面色萎黃，時有汗出，產後乳少等症。

黃芪汽鍋雞塊

原料： 黃芪15g，雞1隻，蔥、薑、蒜、鹽各適量。

做法： 將黃芪洗淨，用紗布包好；把淨膛雞切塊，用開水焯一下去血沫，撈出後放入汽鍋內，然後將黃芪、蔥、薑、蒜、鹽放入，大火燒開後改文火燜3個小時，直到肉爛，即可食用。

功效： 健脾益氣，養血安神。

適用人群： 氣虛質、心脾兩虛或久病體虛，出現少氣懶言、氣短無力、食少腹瀉等症。

3.陽虛質

飲食調理：常用補陽的食物有羊肉、牛肉、豬肚、刀豆、核桃、栗子、茴香等，這些食物偏溫熱，可補五臟，尤其有補腎強壯的作用，可強壯體質。在飲食習慣上要注意，即使在盛夏也不要過食寒涼之品。

藥物調理：常用中藥，可選用鹿茸、海狗腎、冬蟲夏草、肉蓯蓉、補骨脂、杜仲、菟絲子、沙苑子、懷牛膝、芡實、覆盆子、仙茅、仙靈脾、丁香等。腎陽虛者，中成藥可選用金匱腎氣丸、全鹿丸等；脾陽虛弱，可選用理中丸或附子理中丸；脾腎兩虛者可選用濟生腎氣丸等。

運動及自我調理：陽虛之體，適應寒暑變化的能力較差，在嚴冬，應避寒就溫，採取相應的一些保健措施。在春夏季節，借自然界陽氣培補陽氣，亦可堅持做空氣浴或日光浴等。宜住坐北朝南的房子，不要貪涼而在室外露宿或在溫差變化大的房子中睡眠，以免受風寒而患病。在運動方面，因體力較弱，可做一些舒緩柔和的運動，如散步、慢跑、太極拳、五禽戲、八段錦等，或經常灸足三里，多與別人交談，平時多聽一些激揚、高亢、豪邁的音樂。

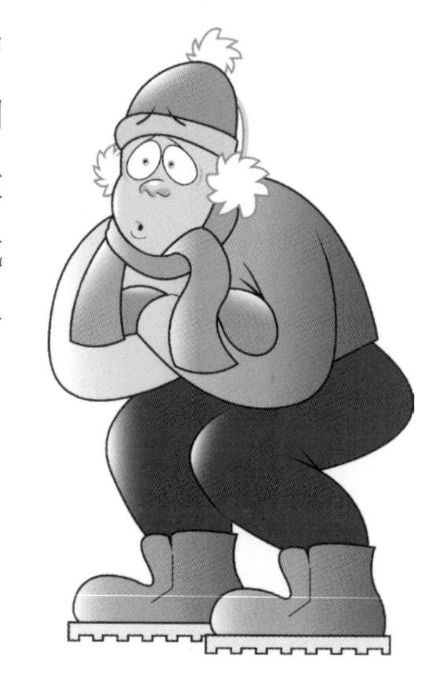

推薦食療

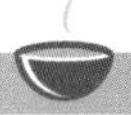

當歸生薑羊肉湯

原料：當歸20g，生薑30g，羊肉500g，黃酒、食鹽各適量。

做法：當歸洗淨，用清水浸軟，切片；羊肉放入開水鍋中略燙，除去血水後撈出，切片。將當歸、生薑、羊肉放入砂鍋中，加清水、黃酒、食鹽，旺火燒沸後去浮沫，改用小火燉至羊肉熟爛即成。食用時揀去當歸和生薑。

功效：溫陽補血，祛寒止痛。

適用人群：陽虛質，產後血虛，腹中冷痛，寒疝腹痛及虛勞不足等症。

太子參鞭打猴頭菇

原料：太子參30g，牛鞭250g，猴頭菇200g，青紅椒各20g，鹽、味精、料酒、蔥、薑各適量。

做法：太子參洗淨，用開水泡好；牛鞭發好後，切成寸段，打上梳子花刀。將猴頭菇放入碗內，加鹽、料酒、味精，放入蒸籠內蒸20分鐘，然後扣在盤內。青紅椒切成菱形片，鍋上油，約六成熟時，加入蔥、薑、太子參、牛鞭、青紅椒、鹽、味精翻炒幾下，上明油出勺，倒在猴頭菇周圍即成。

功效：補腎壯陽。

適用人群：陽虛質，腎陽虛，出現早衰、陽痿等症。

4.陰虛質

飲食調養：多吃甘涼滋潤的食物，比如瘦豬肉、鴨肉、龜、鱉、綠豆、冬瓜、芝麻、百合等。少食羊肉、韭菜、辣椒、蔥、蒜、葵花子等性溫燥烈的食物。

藥物調養：常用的甘涼滋潤中藥如生地、枸杞、沙參、百合、女貞子等。常見的中成藥是六味地黃丸。

運動及自我調理：陰虛者，畏熱喜涼，冬寒易過，夏熱難受。尤其要注意按「秋冬養陰」的原則進行調養，居住環境宜安靜，選擇坐南朝北的房子。其運動養生應重點調養肝腎之功，如可經常練太極拳、八段錦。中午保證一定的午休時間，避免熬夜、劇烈運動和在高溫酷暑下工作。宜節制房事。

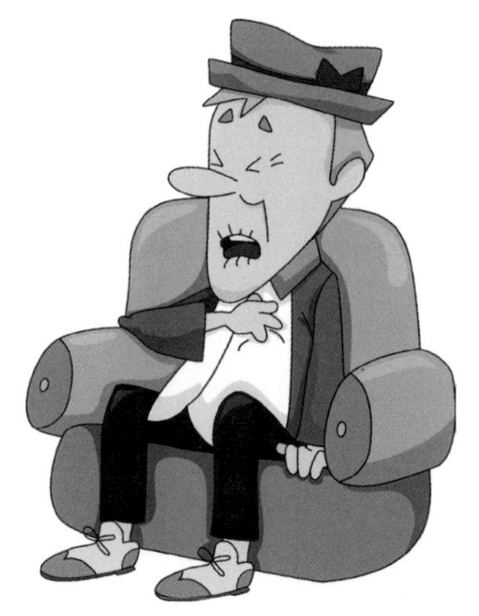

推薦食療

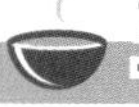

玉竹燉豆腐

原料：豆腐250g，玉竹30g，蔥、薑、蒜、味精、食鹽、蛋清、澱粉、油適量。

做法：豆腐切成1.5公分見方塊，上漿掛糊備用；玉竹洗淨，浸泡3～4小時，水開後煮15分鐘，取汁備用；鍋燒熱後把豆腐炸成焦黃色，撈出，瀝去油，鍋內留少許底油，加入調味品和豆腐同炒，然後放入藥汁，勾芡即可。

功效：滋陰潤燥，生津止渴。

適應人群：陰虛質、陰液虧虛，出現口乾口渴、面色潮紅等症者。

百合雞子黃湯

原料：百合7枚，雞子黃1枚，白糖適量。

做法：百合脫瓣，清水浸泡一晚，待白沫出，去其水。放入鍋中，加清水，旺火燒沸後再改用小火煮半個小時，然後加入雞子黃攪勻，再沸，調入白糖攪勻即可。

功效：滋陰潤肺，清心安神。

適用人群：陰虛質出現神情不寧，沉默少言，欲睡不能睡，欲行不能行，欲食不能食，似寒無寒，似熱無熱，口苦、尿黃等症。

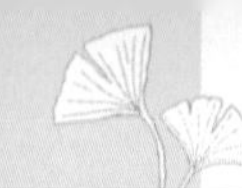

5.痰濕質

飲食調養：飲食以清淡為原則，少食肥肉及甜、黏、油膩的食物。可多食蔥、蒜、海藻、海帶、冬瓜、蘿蔔、金橘、芥末等食物。

藥物調養：多吃健脾利濕的藥物，如山藥、薏米、大棗、芡實等。

運動及自我調理：平時多進行戶外活動。衣著應透氣散濕，經常曬太陽或進行日光浴。長期堅持運動健身。

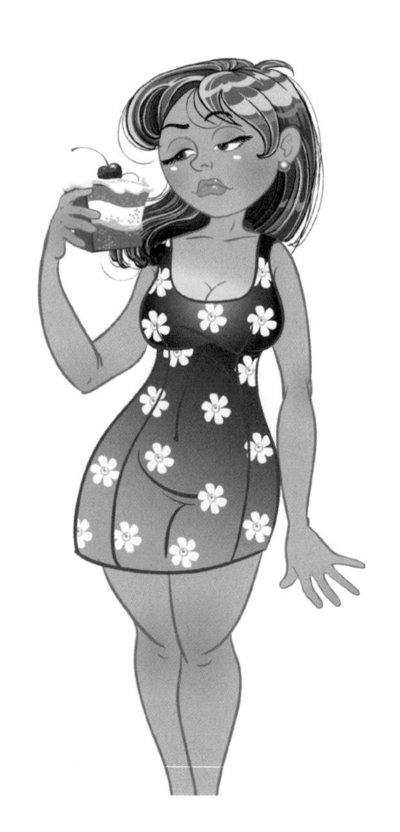

推薦食療

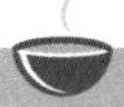

珍珠薏米丸子

原料：瘦豬肉200g，薏米150g，鹽、味精、蛋清、澱粉、白糖、油適量。

做法：薏米洗淨；豬肉剁成餡，做成直徑2公分大小的丸子，裹上生薏米，放在籠屜或蒸鍋內蒸10～15分鐘，然後取出丸子，加調味品勾芡即可。

功效：健脾化濕，降脂輕身。

適用人群：痰濕質、脾虛濕盛，食少腹瀉，四肢無力，頭重如裹等症。

茯苓香菇玉筍

原料：玉筍250g，香菇100g，茯苓粉10g，鹽、味精、高湯、水澱粉、香油各適量。

做法：將香菇、玉筍切成絲，茯苓粉與水澱粉調和，油鍋約六成熱時，放入玉筍、香菇、高湯、味精、水澱粉，翻炒撒鹽拌勻即成。

功效：補中健脾，除濕利尿。

適用人群：痰濕質、脾虛濕盛，小便不利，嗜睡易困，眼泡浮腫，關節不利等症。

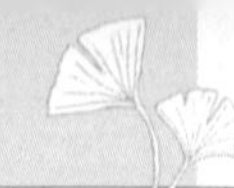

6.濕熱質

飲食調養：飲食宜清淡，多吃甘寒、甘平的食物，如綠豆、空心菜、莧菜、芹菜、黃瓜、冬瓜、藕、西瓜等。少食辛溫助熱的食物，應戒除煙、酒。

藥物調養：常用的清熱解毒祛濕藥物如荷葉、蒲公英、魚腥草等。

運動及自我調理：不要熬夜，不要過於勞累。盛夏暑濕較重的季節，減少戶外活動。適合做大強度、大運動量的運動，如中長跑、游泳、爬山、各種球類等。

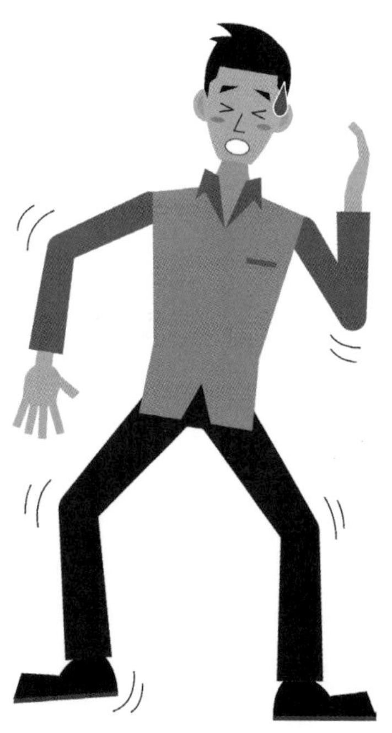

推薦食療

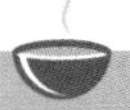

綠豆粥

原料：綠豆50g，薏米30g，杏仁10g，粳米100g。

做法：將綠豆、薏米、杏仁和粳米洗淨後，同放入鍋中煮成粥即可食用。

功效：清熱利濕，宣通三焦。

適用人群：因濕熱質、暑熱暑濕所引起的身熱面赤，胸悶脘痞，下利稀水，小便短赤，舌質紅赤等症。

車前馬齒蛋花湯

原料：車前草15g，馬齒莧50g，雞蛋1個。

做法：車前草和馬齒莧榨汁備用，鍋中燒適量熱水，燒開後打入雞蛋，然後放入菜汁、鹽、白糖攪勻，即可食用。

功效：清熱祛濕解毒。

適用人群：濕熱質、夏季暑濕，痢疾，水濕腹瀉者。

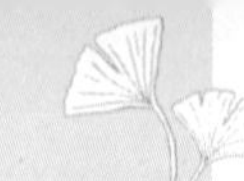

7.瘀血質

飲食調理：可常食佛手、黑木耳、桃仁、油菜、慈菇、黑豆、藕、桃子、栗子等具有活血祛瘀作用的食物，酒可少量常飲，醋可多吃。

藥物調養：可選用活血化瘀的中藥，如紅花、桃仁、丹參等。

運動及自我調理：多做有益於心臟血脈的活動，如太極拳、八段錦、保健按摩術等，以全身各部都能活動、助氣血運行為原則。血瘀體質在精神調養上，要培養樂觀的情緒。精神愉快則氣血和暢，營衛流通，有利血瘀體質的改善。反之，苦悶、憂鬱則可加重血瘀傾向。

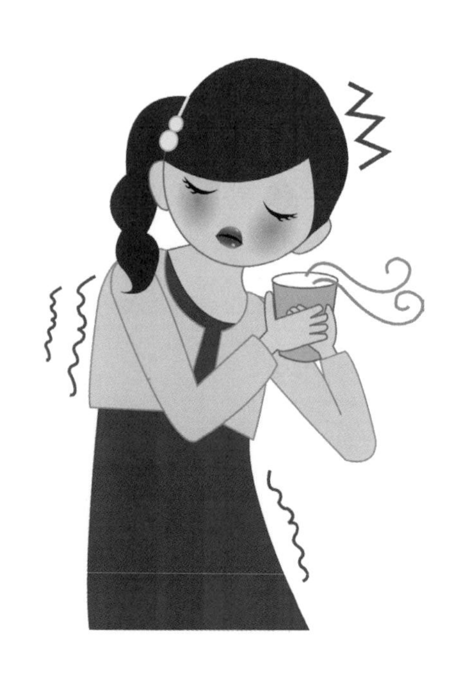

推薦食療

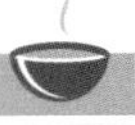

山楂紅糖湯

原料：山楂10枚，紅糖適量。

做法：山楂洗淨，去核打碎，放入鍋中，加清水煮約20分鐘，調以紅糖進食。

功效：活血散瘀，通經止痛。

適用人群：瘀血質，產婦惡露不盡，腹腫疼痛，產後腹痛者。

薑汁藕片

原料：藕300g，生薑適量。

做法：生薑切末，加醬油、醋、味精調勻，藕切片焯水，撈出後與薑汁拌勻即可。

功效：散寒祛瘀，涼血解毒。

適用人群：瘀血質，女性月經不調，經少有塊，滿腹疼痛者。

8.氣鬱質

飲食調理：可選用小麥、蔥、蒜、海帶、海藻、蘿蔔、金橘、山楂等具有行氣、解鬱、消食、醒神作用的食物。睡前避免飲茶、咖啡等提神醒腦的飲料。

藥物調養：可選用疏肝理氣的中藥，如柴胡、枳殼、佛手等。中成藥如加味逍遙丸。

運動及自我調理：儘量增加戶外活動，可堅持較大運動量的運動，如跑步、登山、游泳等。另外，要多參加集體運動，解除自我封閉狀態。多結交朋友，及時向朋友傾訴不良情緒。

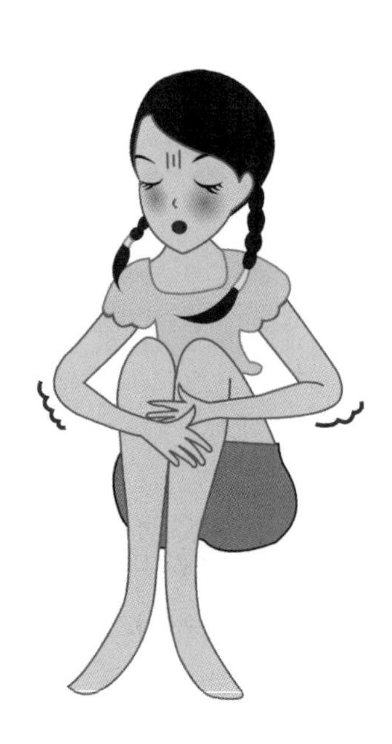

推薦食療

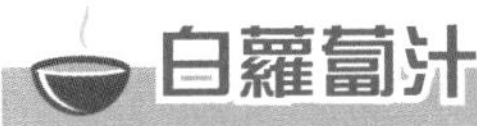

白蘿蔔汁

原料： 白蘿蔔2000g，冰糖適量。

做法： 白蘿蔔洗淨切碎，用潔淨紗布絞取汁液，加冰糖溶化即可。

服法： 每日3次，每次冷飲40g。

功效： 寬中消食，清熱涼血。

適用人群： 氣鬱質、憂鬱症，及氣鬱不舒所至的失眠、慢性胃痛、梅核氣。

干貝蘿蔔湯

原料： 白蘿蔔1根（約400g），干貝3個，高湯5碗，陳酒、鹽、白糖各適量，山慈菇粉少許。

做法： 干貝泡水一日，第二天洗淨後用手撕開；白蘿蔔洗淨、去皮，切塊。鍋裡放入高湯、白蘿蔔、干貝，用旺火煮開後改用文火煮20分鐘，然後用陳酒、糖調味後再煮20分鐘，待白蘿蔔變軟後加入山慈菇粉，攪勻後即成。

功效： 滋陰益氣，和胃調中。

適用人群： 氣鬱質的乳腺增生、驚恐等病症。

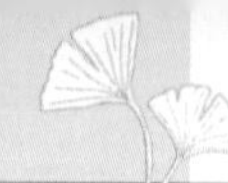

9.特稟質

生活中要加強身體鍛煉，順應四時變化，以適寒溫。儘量避免接觸致敏物質，如塵蟎、花粉、油漆等。治療以益氣固表或涼血消風，以糾正過敏體質為法。對於先天性、遺傳性疾病或生理缺陷，一般無特殊調治方法。宜從親代調治，防止疾病遺傳。飲食上多吃補腎的堅果，如核桃、花生、開心果、板栗、松子等。

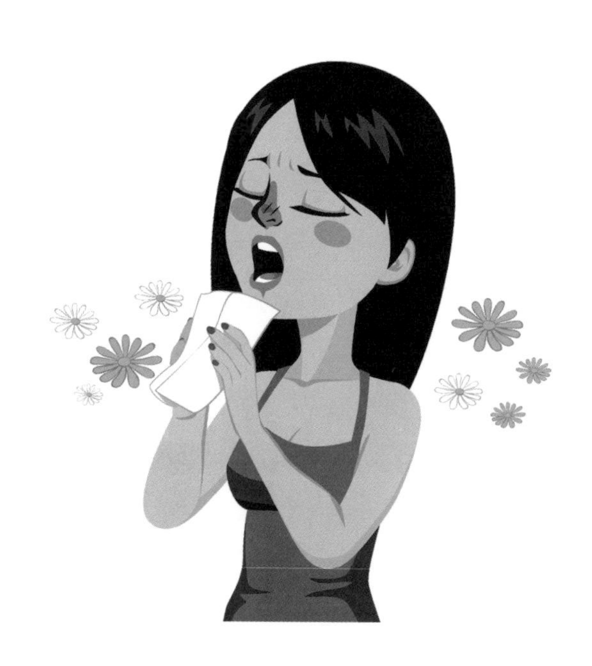

推薦食療

拔絲蓮子

原料：蓮子200克，白糖、油、清水、白糖、炒芝麻各適量。

做法：蓮子用溫水泡1個小時後蒸熟，保持蓮子表面的水分，撒上麵粉，再撒上澱粉裹勻，取一盤子，抹上少許香油；鍋點火倒入油，倒入蓮子炸，迅速出鍋；鍋裡放少許清水、白糖，反復翻炒，出大泡並變小泡均勻時倒入蓮子急速翻炒，出鍋前撒上芝麻即可。

功效：補心安神，益腎固精。

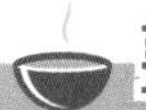

蓮子粥

原料：大米100g，蓮子50g，冰糖適量。

做法：洗淨大米和蓮子，同時下鍋同煮成粥，成粥後加入冰糖拌勻即可。

功效：潤肺安神，補益脾胃。

注意事項：多食易致腹脹，故消化不良、中滿腹脹、大便燥結者不宜食。

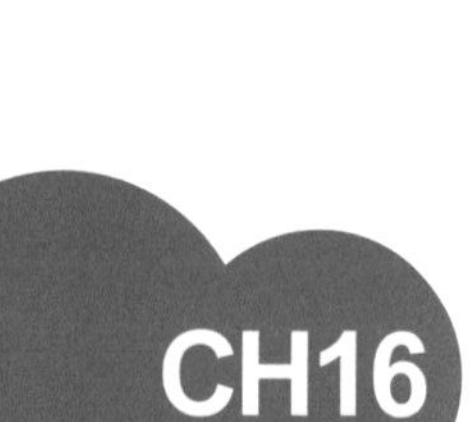

CH16 腫瘤與養生

腫瘤患者養生概述

腫瘤分良性和惡性，這裡只討論惡性腫瘤。通俗點講，腫瘤產生的原因與體質、環境和生活方式有關，而體質、環境等因素通過個人努力改變的程度微乎其微，唯一可以自己掌控的就是生活方式，因此我們要重視生活方式的調節，養成良好的生活習慣，樹立正確的養生理念，預防癌症的產生。患了惡性腫瘤之後更應注意養生，從而達到控制腫瘤進展、提高生存品質的目的。

腫瘤患者如何養生？

腫瘤患者需要進行科學、規範的治療，在此基礎上，腫瘤患者的養生主要從以下幾方面著手：

1.心養

惡性腫瘤威脅生命，發病後迅速擴散，常給患者造成極大的心理壓力，導致情志紊亂，從而加重病情。心理治療在提高生存品質、減輕痛苦、延長生命等方面都有明顯的效果。好的心理狀態是治療惡性腫瘤取效的重要條件。

腫瘤病人「五要」

惡劣情緒被稱為是癌症的「催化劑」，患了惡性腫瘤後怎麼進行心理調節呢？可以從以下幾點進行自我調整，筆者將之總結為「腫瘤病人五要」：

1.要及時與朋友或病友交流。獲得情感上的支持和認同，讓自己更有信心地去面對惡性腫瘤。比如和知心朋友聊聊，可以緩解大部分心理壓力；還可以加入一些癌症康復組織，認識一些抗癌病友，增強戰勝疾病的信心。

2.要承認現實。不要回避患惡性腫瘤的事實，正確地看待人生的逆境，不要過高地估計自己的能力，也不要把自己看成一文不值，認識到人生不如意之事隨時有，現實有時是殘酷的，只要積極去面對它就可以，不要自怨自艾。

3.要轉換視角。萬事皆有利弊，有時換個角度看問題，結果就不一樣了。發明家愛迪生，在研究了八千多種不適合做燈絲的材料後，有人問他：你已經失敗了八千多次，還繼續研究有什麼用？愛迪生說，我從來都沒有失敗過，相反，我發現了八千多種不適合做燈絲的材料。同樣一個事實，換一個角度思考，問題就截然不同了。有時候，能從逆境中走出來也是一種成功，收穫了一種人生經歷，如果你整天沉浸在逆境的痛苦之中，那麼你收穫的也只有痛苦。

4.要適度宣洩。人生在世，難免遇到傷心、煩惱、怨恨、憤怒的事情。這時怎麼辦呢？如果把不良的情緒憋在心裡，進行感情壓抑和自我克制，往往會影響健康。相反，如果你採取另外一種態度，在不危害社會、不影響他人和家庭的情況下，適當地宣洩一下，把「氣」放出來，是有利於心態調整，有益於身體的。

宣洩的方法有很多，像是放聲大哭，找朋友傾訴，在無人的曠野大聲吼叫、引吭高歌、自言自語，或者用寫日記的方式，把不痛快的事說出來，對自己一吐衷腸。

5.要做到情緒轉移。或埋頭工作，或欣賞音樂、戲曲，我們把它總結為一念代萬念，就是全身心地投入到一件你自己喜好的與健康不相干的事情上；也可以靜心地做做養心操。

腫瘤病人「三不要」

以下再說說「腫瘤病人三不要」。

1.不要被自己嚇著。很多患者喜歡自己研究疾病，亂看書。一些腫瘤的專業書籍是供專業人員參閱的，把所有的症狀、合併症及併發症寫得很全面，還有死亡病例討論、藥物的毒副作用等，病人看這類書極易聯想到自己。還有人聽信小道傳聞，虛假廣告，搞得自己心神不寧，耗心耗財卻毫無收穫。

2.不要被旁人嚇著。許多人聽信鄰居、朋友抗癌成功或失敗的經驗，自己盲目地接受，拒絕科學客觀的理念，這是不可取的。

3.不要被專業人士嚇著。與專業人士交流的時候，對方有時是告知需要，會全面地介紹各種併發症和可能的預後情況，但是各種併發症發生的機率是不一樣的，患者因為缺乏專業知識，有時會斷章取義，誠惶誠恐，把可能的預後當成即將發生的事件，導致心緒不安。

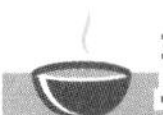

2.食養

中醫學在長期的發展過程中，形成了自己獨特的理論，認識到食物具有陰陽屬性和一定的補瀉功效。食療膳食中許多食品是藥品的一部分，有一定的臨床療效。惡性腫瘤患者可以使用飲食調控法，舉例如下：

薏米粥

材料：薏米50克，玫瑰花10克。

做法：用開水泡玫瑰花15分鐘，泡出汁液200ml，用玫瑰花汁液煮薏米20～30分鐘，粥成即可。

服法：每日1次。

適用人群：普通腫瘤患者，尤其適合合併焦慮抑鬱情緒者。

主治：健脾胃，清暑濕。用於脾胃虛弱、暑濕泄瀉、白帶。

山藥粥

材料：山藥50克，合歡花10克。

做法：用開水泡合歡花15分鐘，泡出汁液200ml，用合歡花汁液煮薏米20～30分鐘，粥成即可。

服法：每日1次。

適用人群：普通腫瘤患者，尤其適合合併情緒煩躁失眠者。

忌口三原則

以下提出一個簡單的忌口三原則：

1.戰略上重視，戰術上藐視：適當的飲食禁忌是必要的，要吃營養豐富、易消化吸收的食物，但忌口不宜太嚴，食譜不宜太窄。漢代張仲景《金匱要略》云：「所食之味，有與病相宜，有與身為害。若得宜則益體，害則成疾，以此致危，例皆難療。」又云：「凡飲食滋味，以養於生，食之有妨，反能為害。」意思是說，食物需與疾病治療相適宜，反之，則可導致疾病的復發或使病情加重。

這是中醫食療和忌口的理論依據，食療的精髓是辨證食療，但不能因為這個依據存在就整天擔驚受怕，因為食物的性味和自己體質不詳，就什麼也不敢吃，患得患失，思想負擔很重，這樣反而不利於腫瘤患者的康復。

2.蔬菜為主，葷菜為輔：這一點很容易理解，就不多說了。

3.不新鮮的食物忌食，溫熱性食物少食：一般情況下，新鮮的食物營養豐富，對健康的不利影響較少。許多飲食習慣問題，比如以醃製品（鹹菜、鹹魚、鹹肉、臘肉、酸菜都屬於醃製品）做為食品，健康人群少量吃點是可以的，但如果長期食用，對身體是有危害的。因為醃製品含有大量亞硝酸鹽，這也是致癌因素，同時由於醃製品的生產方法限制，一般還會過量含有鉛、砷、鎘、汞等重金屬，以及過氧化值、酸價、三甲胺氮、硫化物等超標，且醃製品不含維生素C等人體需要的營養物質，因此，我們提出惡性腫瘤患者忌食不新鮮的食物。

「溫熱性的食物少食」的「溫熱」，是指中醫藥理論中的寒熱性質，並非溫度上的溫熱。腫瘤是因為氣滯血瘀、痰凝濕聚所致，邪結日久易化熱；同時許多腫瘤的現代治療手段，如化療、放療和熱療，在中醫理論中解釋都屬於溫、熱性質，因此，我們提出溫熱性的食物少食。

3.術養

惡性腫瘤患者需要注意四季起居調攝，還有必要進行相應的有氧運動，比如太極拳等，練形更要練心，要遵循意念運動法的原則。這些內容可見本書四季養生、意念運動法的論述。

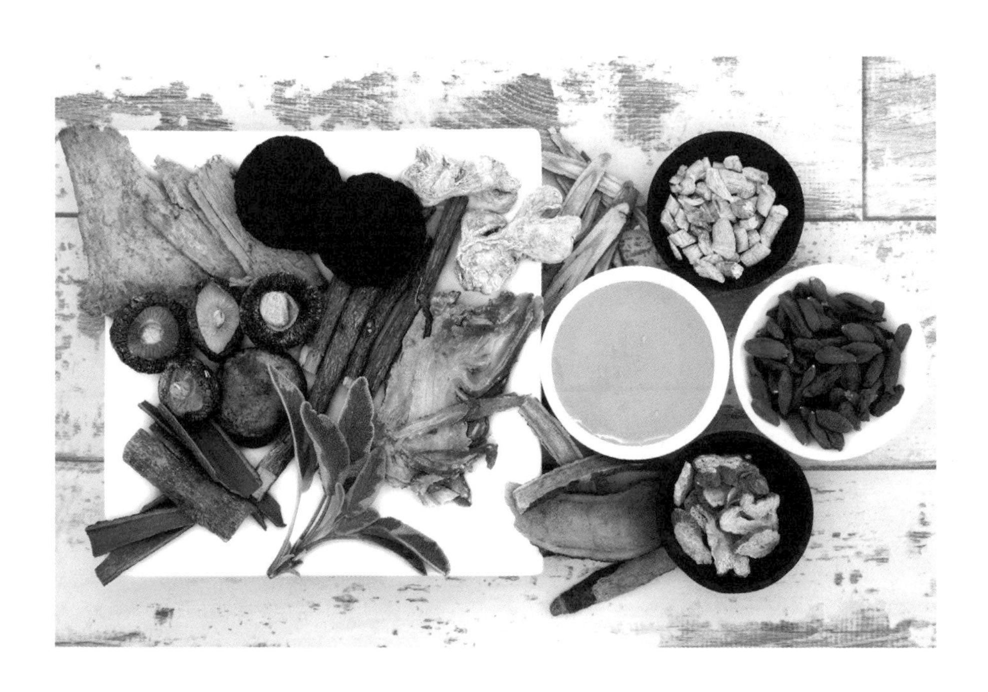

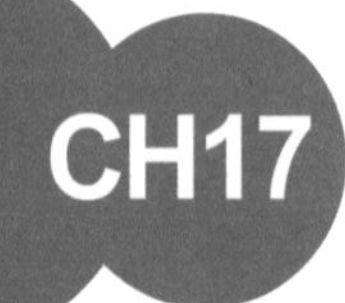

簡易養生食療

虛證養生藥膳

1.氣虛證養生藥膳

氣虛是指氣的推動、溫煦、防禦、固攝和氣化功能減退，從而導致人體的某些功能活動低下或衰退，抗病能力下降等衰弱的現象。一般包括元氣、宗氣、衛氣的虛損，主要是元氣虛損，人的生命活動從根本上講，就是元氣升降出入的運動；元氣不足會造成疲乏無力、腰膝酸軟、語聲低懶微言、胸悶氣短、精神不振、頭暈目眩、失眠健忘、食欲不振等諸多不適。

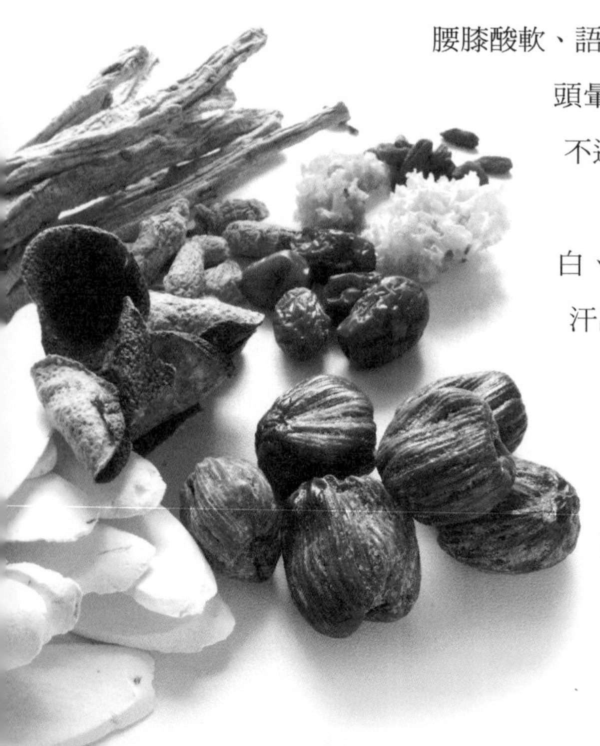

氣虛證的主症為身體虛弱、面色蒼白、呼吸短促、四肢乏力、頭暈、動則汗出、語聲低微等。

氣虛多由先天稟賦不足，或後天失養，或勞傷過度而耗損，或久病不復，或肺、脾、腎等臟腑功能減退，氣的生化不足等所致。

補氣藥膳推薦

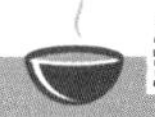

參芪粥

原料：黨參、炙黃芪各10克，茯苓20克，粳米100克。

做法：將黃芪、黨參切片，用清水浸泡30分鐘，水煮20分鐘，米和茯苓洗淨煮粥，粥將成時加入黃芪、黨參煮出的湯液，稍煮片刻即可。

服法：以上劑量為一天量，早晚分食，服時可酌加白糖。

功效：補益正氣。

主治：健脾胃，清暑濕。用於脾胃虛弱、暑濕泄瀉、白帶。

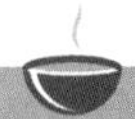

山藥鯽魚湯

原料：鯽魚500克，山藥50克，糯米10克，調料適量。

做法：鯽魚去鱗、鰓、內臟，洗淨，加少許精鹽稍醃一會兒；山藥去皮，洗淨，切片。鍋置旺火上，倒入油燒熱，放入鯽魚兩面煎一下，加入料酒，加高湯、山藥煮熟，撒調料調勻即可。

服法：以上劑量為一天量，連服數次。

功效：益氣健脾，滋養胃陰。

2.血虛證養生藥膳

血虛證指體內陰血虧損的病理現象。由於氣與血有密切關係，故血虛每易引起氣虛，而氣虛不能化生血液，又為形成血虛的一個因素。

血虛證的主症分為兩方面。其一是臟腑失於濡養：面色蒼白，唇色爪甲淡白無華，頭暈目眩，肢體麻木，筋脈拘攣，心悸怔忡，失眠多夢，皮膚乾燥，頭髮枯焦，以及大便燥結，小便不利等；其二是血不載氣：少氣懶言、語言低微、疲倦乏力、氣短自汗等氣虛症狀。

血虛多由失血過多，飲食不節和慢性消耗等造成。

補血藥膳推薦

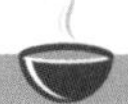

當歸羊肉羹

原料：當歸、黃芪各10克，羊肉500克，蔥、生薑、料酒各適量。

做法：羊肉洗淨，當歸、黃芪裝入紗布袋內，紮好口，與蔥、薑、鹽、料酒一起放入鍋，加水適量。置武火上燒沸，再用文火煨燉，直至羊肉熟爛即成。

服法：吃肉，喝湯。早晚各食1次。

功效：養血補虛，氣血雙補。

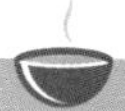

糯米阿膠粥

原料：阿膠20克，糯米50克。

做法：糯米洗淨，煮粥，粥將熟時，放入搗碎的阿膠，邊煮邊攪勻，稍煮二三沸即可。

服法：早晨空腹食用。

功效：養血補虛。

3.陰虛證養生藥膳

陰虛證指精血或津液虧損的病理現象。因精血和津液都屬陰，故稱陰虛，多見於勞損久病或熱病之後而致陰液內耗的患者。由於陰虛不能制火，火熾則灼傷陰液而更虛，兩者常互相影響。

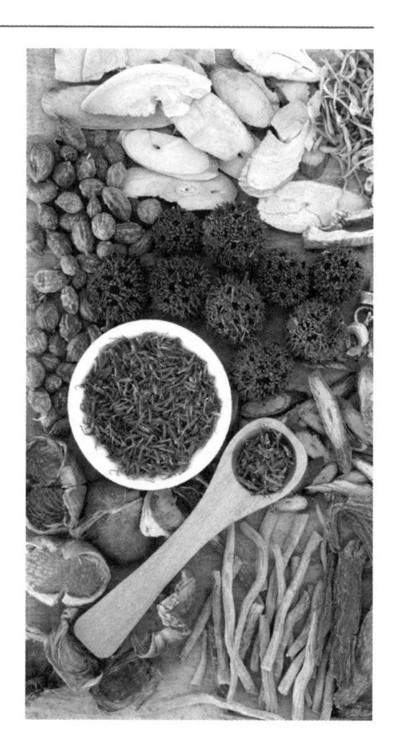

陰虛主症為五心煩熱或午後潮熱，盜汗，顴紅，消瘦，舌紅少苔等。

陰虛多由熱病之後或雜病日久傷耗陰液、五志過極、房事不節或過服溫燥之品等使陰液暗耗而陰液虧少，機體失去濡潤滋養，同時由於陰不制陽，則陽熱之氣相對偏旺而生內熱。

補陰藥膳推薦

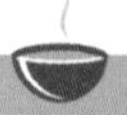 石斛老鴨煲

原料：石斛10克，老鴨1隻，火腿片、調料適量。

做法：石斛用開水浸泡10分鐘；老鴨切塊，過沸水，將焯過水的老鴨塊加入鹽、生薑塊、火腿片、黃酒、水，燉20分鐘，與高湯及泡好的石斛一同裝入燉盅裡，放進蒸籠蒸40分鐘後，調味即可。

服法：晚餐時食用。

功效：益氣養陰，健脾利水。

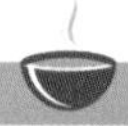 鱉魚骨髓湯

原料：鱉魚1隻（去內臟），豬脊髓150克，生薑3片。

做法：食材加水共煲至爛熟，加鹽調味服食。

服法：晚餐時食用。

功效：益腎養陰。

4.陽虛證養生藥膳

陽虛指陽氣不足或功能衰退的證候。

陽虛證的主症為畏寒怕冷，四肢不溫，完穀不化，精神不振，舌淡

而胖，或有齒痕，脈象沉細。

其病因為素體陽氣虛弱；或外感陰寒之邪，陽氣受損；或年老陽衰；或房室過度，損傷腎陽。

補陽藥膳推薦

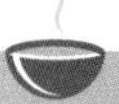

桂圓雞蛋湯

原料：鮮桂圓肉50克（乾桂圓肉25克），雞蛋2個，乾紅棗20個，紅糖適量。

做法：紅棗、桂圓肉洗淨，加水適量，煮至紅棗熟爛，將雞蛋打散沖入湯內稍煮，加紅糖，當做甜品服用。

服法：睡前食用。

功效：溫陽補氣，養心益智。

萸肉蓯蓉羊肉湯

原料：羊肉600克，山萸肉、肉蓯蓉、龍眼肉各20克，生薑、調味料適量。

做法：羊肉切塊，入滾水中煮5分鐘，撈起洗淨後放入瓦煲中，煲至水滾，放入山萸肉、肉蓯蓉、龍眼肉和薑片，用中火煲2～3小時，加入鹽調味即可。

服法：晚餐時食用。

功效：補腎溫陽，強壯身體。

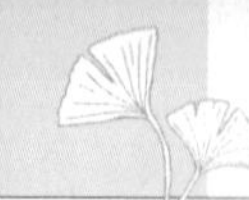

四季養生調理藥茶

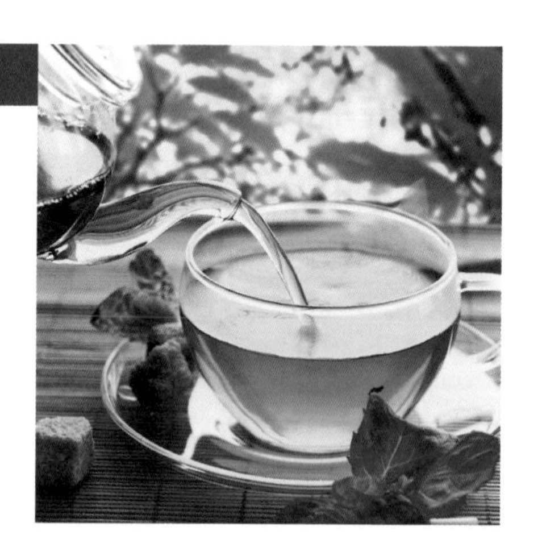

藥茶養生是食療養生中比較方便的一種方法。總體而言，各類養生方法是要根據個體的情況辨證調理的。每個季節都有生長化收藏的不同特性，針對一般體質人群，可以選用四季養生調理藥茶。

在選擇藥茶時，盡可能選用口味清淡芳香、配伍簡單和藥物選配方便的藥茶處方，這樣才符合簡易、快樂、有效的原則。

1.春季養生調理藥茶

春天基本屬於溫暖氣候，是陽長陰消的開始，春主生，肝氣內應，春季藥茶養生應當以養肝、柔肝為先。

玫瑰花茶

原料：玫瑰花5克，佛手3克，冰糖10克。

用法：用250毫升開水沖泡後飲用，沖飲至味淡。

功用：疏肝解鬱，健脾和血。

柴芍茶

原料：柴胡5克，白芍3克，陳皮2克，綠茶5克。

用法：用250毫升開水沖泡後飲用，沖飲至味淡。

功用：疏肝解鬱，養血和營。

鬱歸紅茶

原料：鬱金、當歸各5克，紅茶3克。

用法：用250毫升開水沖泡後飲用，沖飲至味淡。

功能：養血疏肝。

杞菊茶

原料：菊花、枸杞各5克，冰糖5克。

用法：用250毫升開水沖泡後飲用，沖飲至味淡。

功用：滋肝清熱，生津止渴。

合歡花茶

原料：合歡花5克，白芍3克，綠茶3克。

用法：用250毫升開水沖泡後飲用，沖飲至味淡。

功用：養血柔肝，解鬱安神。

2.夏季養生調理藥茶

夏天基本屬於炎熱氣候，是陽長陰消的極期，夏主長，心氣內應，夏天萬物生長茂盛，夏季藥茶養生應以養心為先，也可加入消暑之品。

荷斛茶

原料：鮮西瓜肉100克，荷葉、石斛各3克，綠茶3克，冰糖15克。

用法：水煎煮西瓜肉、荷葉、石斛至水沸後，泡茶、加冰糖飲用。

功用：清熱解暑，止渴利水。

蓮子清心茶

原料：蓮子10克，車前子5克，綠茶3克。

用法：用500毫升水煎煮蓮子、車前子至水沸後，沖泡綠茶飲用。

功用：清泄心火，利濕清熱。

通草竹葉茶

原料：通草、生地各5克，淡竹葉、甘草各3克，綠茶3克。

用法：用通草、淡竹葉、甘草、生地的煎煮液300毫升，沖泡綠茶後飲用。

功能：清心泄熱。

金花茶

原料：金銀花10克，茉莉花茶5克。

用法：用200毫升開水沖泡10分鐘即可，可加適量白糖。

功能：清熱解暑。

竹梅茶

原料：淡竹茹5克，烏梅3克，綠茶3克。

用法：用200毫升開水沖泡後飲用，可加適量白糖。

功能：清熱生津解暑。

薄荷竹葉茶

原料：薄荷3克，淡竹葉5克，冰糖10克，綠茶3克。

用法：用200毫升開水沖泡後飲用，沖飲至味淡。

功能：清熱解暑潤喉。

香薷茶

原料：香薷10克，綠茶3克。

用法：用200毫升開水泡飲，沖飲至味淡。

功能：發汗解暑，行水散濕。

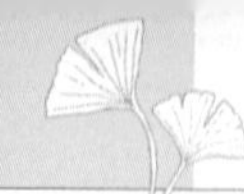

3.秋季養生調理藥茶

秋天基本屬於清涼氣候，是陰長陽消的開始，秋主收，肺氣內應，天氣由熱轉涼，晝夜溫差增大，是發病較多的時節。秋季藥茶養生應以養陰為主，顧護肺氣。

梨冬茶

原料：鮮梨1個，麥冬5克，綠茶3克。

用法：用水煎煮梨塊、梨皮、麥冬後泡茶飲用，可加適量冰糖。

功用：生津潤燥，清熱化痰。

麥地茶

原料：麥冬、生地各5克，綠茶3克。

用法：用200毫升開水沖泡後飲用，可加適量冰糖。

功能：養陰潤肺，清心除煩。

百合茶

原料：百合10克，綠茶3克。

用法：用百合的煎煮液300毫升泡茶飲用。

功能：潤肺止咳，清心安神。

款冬百合茶

原料：款冬花5克，百合3克，生薑2克，綠茶3克。

用法：用款冬花、百合、生薑的煎煮液350毫升，沖泡綠茶飲用。

功能：潤肺養陰，止咳利咽。

三才茶

原料：天冬5克，生曬參、生地各3克，綠茶3克。

用法：用前三味藥的煎煮液300毫升泡茶飲用，可加適量冰糖。

功能：養陰益氣，潤肺補元。

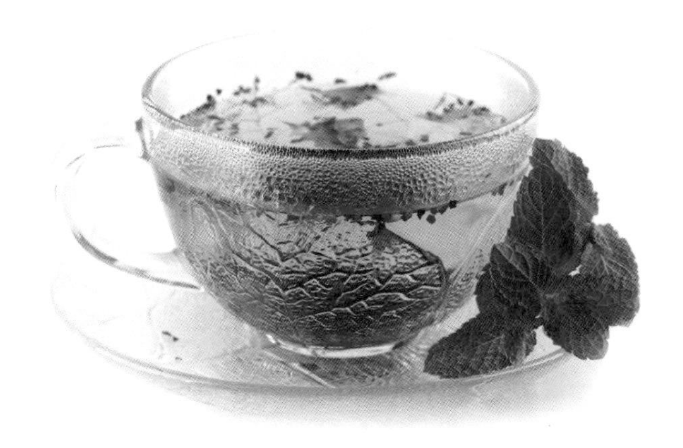

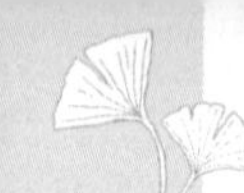

4.冬季養生調理藥茶

冬天基本屬於寒冷氣候，是陰長陽消的極期，冬主藏，腎氣內應，冬天是大地收藏、萬物皆伏的時節，冬季藥茶養生應以養腎為主。

白菟茶

原料：白朮5克，菟絲子3克，烏龍茶3克。

用法：用250毫升開水沖泡後飲用，沖飲至味淡。

功能：健脾補腎。

苓藥茶

原料：茯苓5克，山藥3克，紅茶3克。

用法：用250毫升開水沖泡後飲用，沖飲至味淡。

功能：健脾補腎。

萸苓茶

原料：山茱萸5克，茯苓、枸杞子各3克，紅茶5克。

用法：用上藥的煎煮液350毫升泡茶飲用，沖飲至味淡。

功能：補腎益精。

益腎茶

原料：枸杞5克，菟絲子、肉蓯蓉、覆盆子各2克，紅茶5克。

用法：用上藥的煎煮液500毫升沖泡紅茶飲用，可加蜂蜜，沖飲至味淡。

功能：滋補肝腎，溫陽增智。

人參杜仲茶

原料：人參、杜仲、懷牛膝各3克，枸杞2克，紅茶5克。

用法：用上藥的煎煮液350毫升泡茶飲用，沖飲至味淡。

功能：滋補氣血，養精益腦。

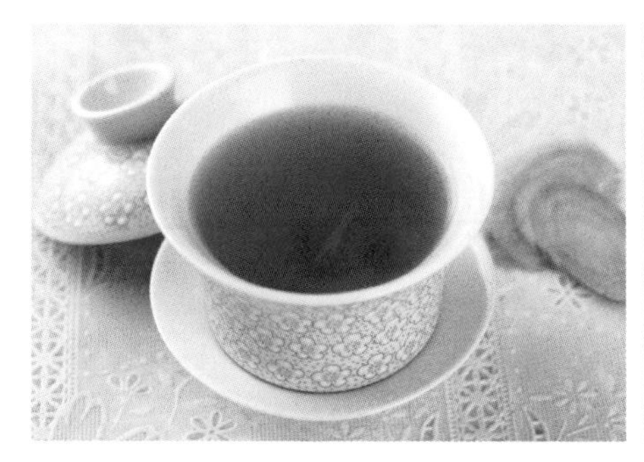

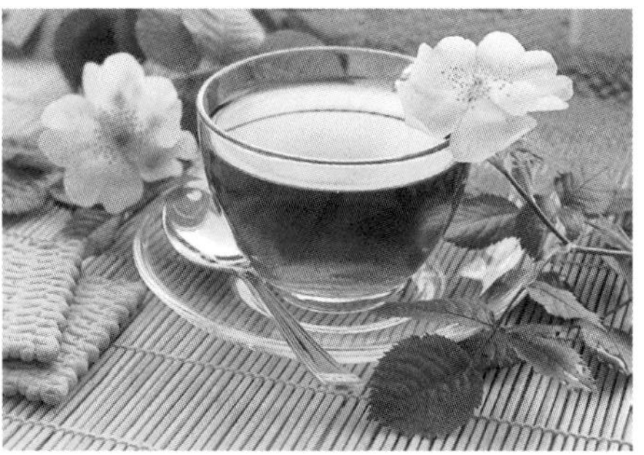

亞健康狀態養生調理藥膳

1.消化不良

蒲砂茶

原料：蒲公英5克，橘皮、砂仁各3克，綠茶3克。

用法：用300毫升開水沖泡10分鐘即可，沖飲至味淡。

功能：清熱化濕，理氣和胃。

苓朮茶

原料：白茯苓5克，白朮、白芍各3克，烏龍茶3克。

用法：用上述中藥的煎煮液300毫升，沖泡烏龍茶後飲用；也可直接沖飲。

功能：健脾胃，益氣血。

雙梗茶

原料：紫蘇梗5克，藿香梗3克，紅茶3克。

用法：用300毫升開水沖泡後飲用，也可將兩藥用水300毫升煮沸後沖泡紅茶。

功能：理氣化濕，和胃消脹。

蒼芍茶

原料：蒼朮5克，白芍3克，紅茶3克。

用法：用300毫升開水沖泡後飲用，沖飲至味淡。

功能：健脾除濕。

山朮茶

原料：山藥5克，白朮5克，烏龍茶3克。

用法：用300毫升開水沖泡10分鐘後飲用，沖飲至味淡。

功能：健脾補氣，和胃除濕。

2.失眠焦慮

龍眼百合茶

原料：龍眼肉10克，百合5克，綠茶1克。

用法：用前二味藥的煎煮液泡茶飲用，可加糖。

功用：補心安神。

交通茶

原料：夜交藤、合歡花各3克，黃連、官桂各1克，紅茶1克。

用法：用300毫升開水沖泡後飲用，沖飲至味淡；也可不加紅茶。

功能：交通心腎，清心安神。

棗仁竹葉茶

原料：酸棗仁5克，淡竹葉3克，綠茶1克。

用法：用酸棗仁的煎煮液300毫升沖泡淡竹葉、綠茶飲用，也可不用茶。

功能：清心安神。

柏子養心茶

原料：柏子仁5克，枸杞、茯苓各3克，紅茶2克。

用法：用300毫升水煎煮上述藥物10分鐘，泡茶飲用，也可不用紅茶。

功能：寧心安神、補腎養陰。

雙心茶

原料：蓮子心5克，燈心草1克，玫瑰花2克，綠茶1克。

用法：用300毫升開水沖泡上述原料10分鐘後飲用。

功能：養心清心，疏肝解鬱。

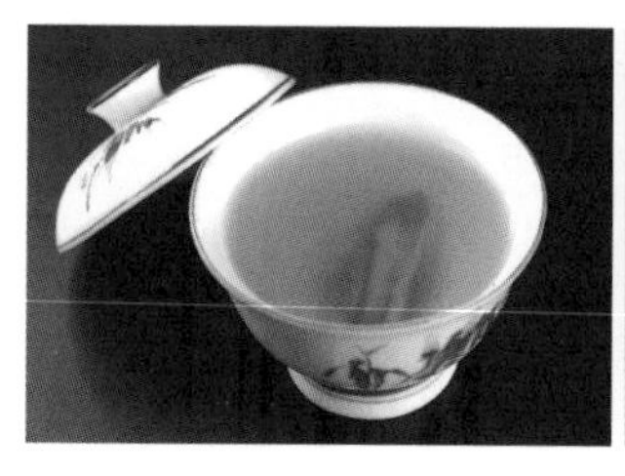
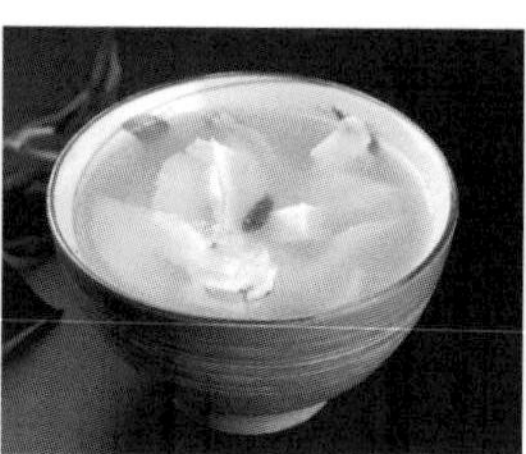
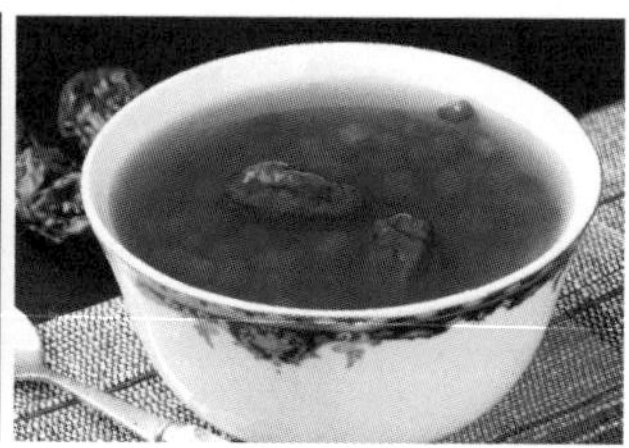

3.神疲乏力

歸芪棗茶

原料：當歸、黃芪各5克，大棗3枚，紅茶3克。

用法：用前幾味藥的煎煮液300毫升泡茶飲用，沖飲至味淡。

功能：養血補氣。

補氣茶

原料：白朮5克，菟絲子3克，生曬參3克。

用法：用300毫升開水沖泡10分鐘後飲用，沖飲至味淡。

功能：健脾補腎，補氣複元。

龍眼參茶

原料：龍眼肉5克，西洋參2克，紅茶1克。

用法：用龍眼肉、西洋參的煎煮液300毫升，泡茶飲，也可不用茶。

功能：補益氣血，寧心安神。

山藥百合茶

原料：山藥10克，百合3克，紅茶3克。

用法：用山藥、百合的煎煮液300毫升泡茶飲用，沖飲至味淡。

功能：健脾補肺，固腎益精。

山藥君子茶

原料：山藥5克，黨參、白朮、茯苓各3克，甘草1克，綠茶2克。

用法：用前五味藥的煎煮液300毫升泡茶飲用，沖飲至味淡。

功能：健脾補腎，益氣補中。

4.腰酸背痛

杜仲香茶

原料：杜仲5克，木香2克，紅茶3克。

用法：用300毫升開水沖泡後飲用，沖飲至味淡。

功能：補腎強筋，理氣止痛。

雞血藤茶

原料：雞血藤10克，紅茶3克。

用法：用300毫升開水泡飲，沖飲至味淡。

功能：舒筋通絡，活血止痛。

菟絲茯苓茶

原料：菟絲子5克，茯苓、丹參各3克，紅茶5克。

用法：用500毫升水煎煮上藥至水沸後10～15分鐘，泡茶飲用，可加適量蜂蜜。

功能：補脾益腎，活血利濕。

五加皮茶

原料：五加皮10克，紅茶3克。

用法：用300毫升開水沖泡後飲用，沖飲至味淡。

功能：祛風濕，壯筋骨，活血祛瘀。

蓯蓉杜仲茶

原料：肉蓯蓉5克，杜仲3克，紅茶3克。

用法：用前兩味藥的煎煮液400毫升泡茶飲用，沖飲至味淡。

功能：補腎益精。

5.情緒低落

寧神茶

原料：合歡皮5克，遠志、茯苓、炒棗仁各3克，紅茶3克。

用法：用前幾味藥的煎煮液300毫升泡茶飲用，沖飲至味淡。

功能：安神助眠，疏肝解鬱。

合歡芍茶

原料：合歡花5克，白芍3克，紅茶2克。

用法：用300毫升開水沖泡後飲用，沖飲至味淡，可不加茶。

功能：養血柔肝，解鬱安神。

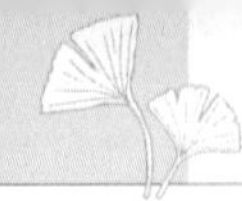

龍眼茶

原料：龍眼肉10克，玫瑰花3克，紅茶2克。

用法：用前兩味藥的煎煮液300毫升泡茶飲，也可不用茶，以煎煮液代茶飲。

功能：補益心脾，安神解鬱。

龍眼參茶

原料：龍眼肉5克，山藥3克，西洋參2克，紅茶1克。

用法：用上述藥物的煎煮液300毫升泡茶飲，也可不用茶。

功能：補益氣血，健脾寧心。

養神茶

原料：茯苓5克，炒棗仁3克，遠志、竹茹各2克。

用法：用上述藥物300毫升水煎煮沸後代茶飲，也可直接沖飲。

功能：健脾養心，安神除煩。

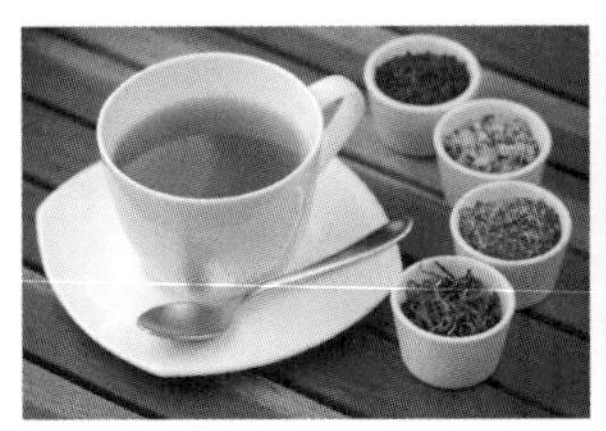

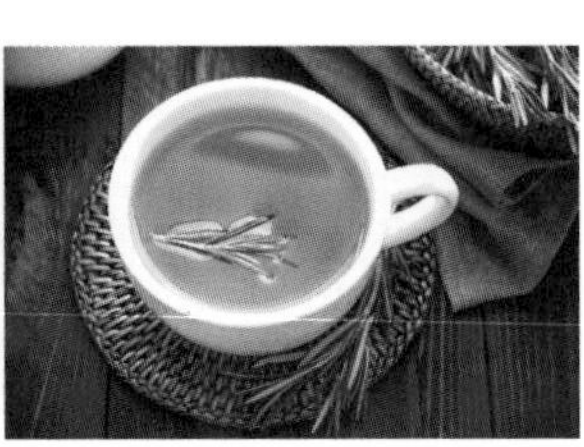

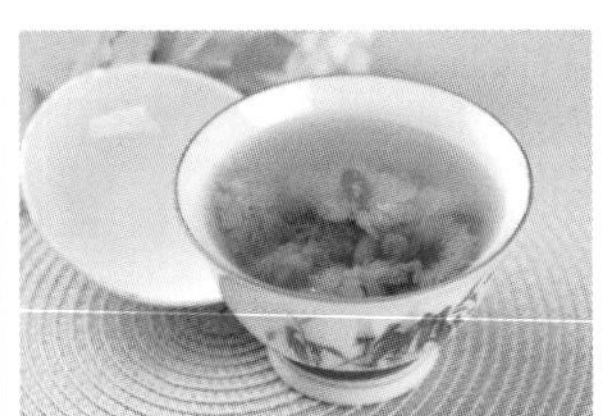

亞健康自測

易處於亞健康狀態的人群年齡多在18～45歲之間，尤其以上班族居多。這個年齡段的人可以說是最忙碌的一群，面臨升學考試、企業經營、商務應酬、職位競爭、人際交往等社會活動，壓力比較大，長期處於快節奏的環境中，如果不能進行自我治療和自我保健，很容易身心疲憊，進而患病。下面是一組亞健康的自測方法：

	自測項目	有	無
1	「將軍肚」早現。30～50歲的人大腹便便，是成熟的標誌，也是高血脂、脂肪肝、高血壓、冠心病的伴侶。		
2	頻頻去洗手間。如果你的年齡在30～40歲之間，如廁次數超過正常人，說明消化系統和泌尿系統開始衰退。		
3	脫髮、斑禿、早禿。每次洗髮都有一大堆頭髮脫落，這是工作壓力大、精神緊張所致。		
4	記憶力減退，開始忘記熟人的名字。		
5	性能力下降。中年人過早地出現腰酸腿痛，性欲減退或女子過早閉經，都是身體整體衰退的信號。		
6	做事經常後悔，易怒、煩躁、悲觀，難以控制自己的情緒。		
7	心算能力越來越差。		
8	看什麼都不順眼，煩躁，動輒發火。		

	自測項目	有	無
9	注意力不集中，集中精神的能力越來越差。		
10	為自己的生活常規被擾亂而不高興，總想恢復原狀。對已做完的事、已想明白的問題，反復思考和檢查，卻又為這種反復苦惱。		
11	想做事時，不明原因地走神，腦子裡想東想西，精神難以集中。		
12	睡眠時間越來越短，醒來仍很睏倦。		
13	處於敏感緊張狀態，懼怕並回避某人、某地、某物或某事。		
14	易於疲乏，或無明顯原因感到精力不足，體力不支。		
15	身上有某種不適或疼痛，醫生查不出問題，而仍不放心，總想著這件事。		
16	心情不好時就暈倒，控制不住情緒和行為，甚至突然說不出話、看不見東西、憋氣、肌肉抽搐等。		
17	情緒低落、心情沉重，整天不快樂，工作、學習、娛樂、生活都提不起精神和興趣。		
18	很煩惱，但不一定知道為何煩惱；做其他事常常不能分散對煩惱的注意，也就是說煩惱好像擺脱不了。		
19	怕與人交往，厭惡人多，在他人面前沒自信，感到緊張或不自在。		

	自測項目	有	無
20	覺得別人都不好，別人都不理解自己，都在嘲笑自己或和自己作對。事過之後能有所察覺，似乎自己太多心了，鑽了牛角尖。		

大家可以對照以上「信號」自我檢查，具有上述兩項或兩項以下者，為「黃燈」警告期，目前尚無需擔心；具有上述3～5項者，為一次「紅燈」預報期；具有 6項以上者，為二次「紅燈」危險期，可定為「疲勞綜合症」。

另有三種人易「過勞死」：一是有錢（有勢）的人，特別是只知道花錢不知道保養的人；二是有事業心的人，特別是被稱作「工作狂」的人；三是有近親早亡又不重視身體健康的人。

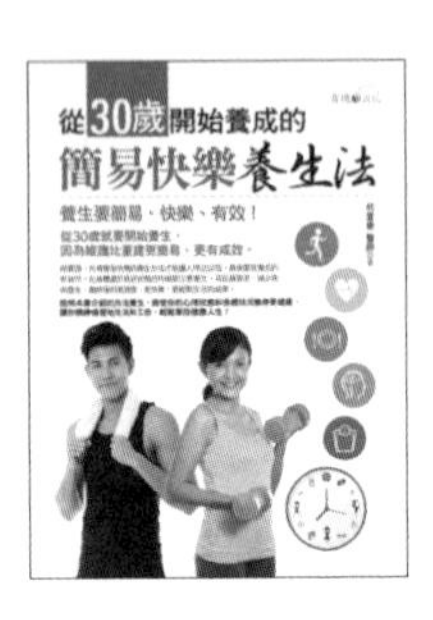

國家圖書館出版品預行編目資料

從30歲開始養成的簡易快樂養生法 / 何富樂著.
-- 初版. --新北市：金塊文化, 2019.07
168面；17 x 23 公分. -- (實用生活；50)
ISBN 978-986-97045-8-8(平裝)
1.中醫 2.養生 3.健康法
413.21　　108010371

實用生活50

從30歲開始養成的簡易快樂養生法

金塊文化

作　　者：何富樂
發 行 人：王志強
總 編 輯：余素珠
美術編輯：JOHN平面設計工作室

出 版 社：金塊文化事業有限公司
地　　址：新北市新莊區立信三街35巷2號12樓
電　　話：02-2276-8940
傳　　真：02-2276-3425
E-mail：nuggetsculture@yahoo.com.tw

匯款銀行：上海商業銀行 新莊分行（總行代號 011）
匯款帳號：25102000028053
戶　　名：金塊文化事業有限公司

總 經 銷：創智文化有限公司
電　　話：02-22683489
印　　刷：大亞彩色印刷
初版一刷：2019年7月
定　　價：新台幣280元

ISBN：978-986-97045-8-8（平裝）